完美孕产

——备孕 妊娠 胎教 分娩 育儿全程指导

主编 张运平 王华英 薛谷一

中国医药科技出版社

内容提要

　　本书由北京专业妇产医院的著名专家编写而成，内容涵盖了从怀孕的准备、受孕的全过程、怀孕期间女性身体及心理的变化、胎儿的生长发育、孕期安全保健、饮食营养指南、分娩过程、产前产后应注意的问题，以及新生儿的护理、疾病防治等。将每一个阶段的特点和注意事项都讲解的清清楚楚，为每一个期待成为父母的人提供了最实用的建议和指导。

图书在版编目（CIP）数据

　　完美孕产：备孕 妊娠 胎教 分娩 育儿全程指导 / 张运平，王华英，薛谷一主编 . —北京：中国医药科技出版社，2015.6

　　ISBN 978 - 7 - 5067 - 7379 - 9

　　Ⅰ . ①完⋯　Ⅱ . ①张⋯　②王⋯　③薛⋯　Ⅲ . ①孕妇 - 妇幼保健 - 基本知识 ②产妇 - 妇幼保健 - 基本知识　Ⅳ . ①R715 . 3

　　中国版本图书馆 CIP 数据核字（2015）第 068411 号

美术编辑　陈君杞
版式设计　郭小平

出版　中国医药科技出版社
地址　北京市海淀区文慧园北路甲 22 号
邮编　100082
电话　发行：010 - 62227427　邮购：010 - 62236938
网址　www.cmstp.com
规格　710 × 1000mm $^1/_{16}$
印张　16
字数　231 千字
版次　2015 年 6 月第 1 版
印次　2015 年 6 月第 1 次印刷
印刷　三河市汇鑫印务有限公司
经销　全国各地新华书店
书号　ISBN 978 - 7 - 5067 - 7379 - 9
定价　**38.00 元**
本社图书如存在印装质量问题请与本社联系调换

编委会

前　言

孕育一分娩，就像是女人生命中一次长长的旅行，这是一场生命之旅，是妈妈和宝宝最完美、最默契的一次配合，也是一个家庭最幸福、最美好的回忆。

所以，在开始旅行前，我们就要做好充分的准备，了解我们要经历的旅程，做好身体和心理的双重准备，满怀信心地踏上旅途。在旅途中，我们会经历各种各样的风景，有风雨，也有彩虹。我们还会感受到家人的亲情、朋友的爱，甚至是陌生人的关怀，我们能做的就是放松地去享受、去适应、去体会，感受人生中这段美好的经历。一个健康可爱的宝宝将是这次旅程带回的最珍贵的纪念品，还有满满的幸福记忆。

然而，对于很多妈妈来说，本该如此美好的一次旅程，却充满了焦虑不安的紧张情绪。在妇幼保健院临床工作多年，在临床工作中，在自己周围朋友间，发现很多新手爸妈对孕育、分娩、养育存在着大大小小、各种各样的问题与困惑，这些问题有"普遍性的"，也有"个性化的"，每当看到问题解决后新爸爸新妈妈开心的笑脸，内心的喜悦便油然而生，也正是这许许多多的感谢、感动和感悟，让我们萌生了写一本能切切实实帮助到新爸爸新妈妈的书，我们汇总临床实际工作点滴中遇到的种种大小疑问，进行最专业、简单的回答，让新爸爸新妈妈能够迅速解决问题。

本书将成为孕育一分娩旅程的导游指南，带您深入地了解这次旅程，为您讲解不同的风景，解答遇到的疑难和困惑。

"幸福孕育，快乐分娩，健康养育"这几乎成了每一位妈妈甚至每一个家庭最期望的一件事。作为为母婴健康服务的工作者，让每一位妈妈都有一次"臻于完美"的孕产之旅，为每一位妈妈和宝宝的健康保驾护航是我们一直努力的目标和方向。我们会为了这神圣的使命一直努力下去……

由于编者的水平有限，书中难免会有欠妥的地方，欢迎各位同仁和读者朋友们给予指正。

编者

2015 年 3 月

目 录

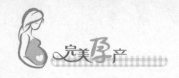
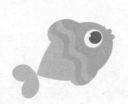

第二章 孕期 / 29 ~ 86

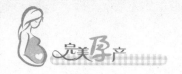

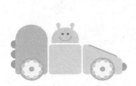

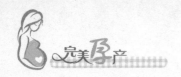

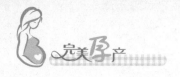
第三章　分娩 / 88 ~ 124

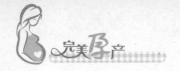

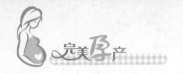

第四章　产后 / 126～141

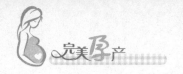

第五章 母乳喂养 ／ 143～179

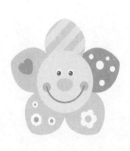

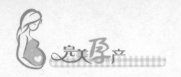

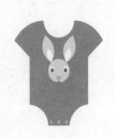

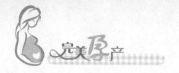

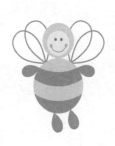

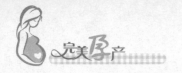

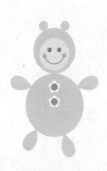

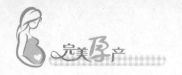

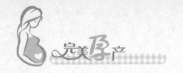
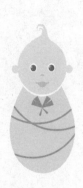

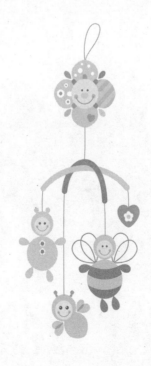

第一章　孕前准备

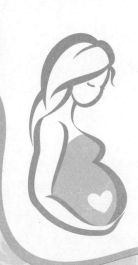

生一个健康、聪明、可爱的宝宝是每个父母的愿望，为了这个梦想，很多父母可谓是长期筹备、到处奔走，四处求方。本章对孕前常见的问题给予一一的回答，希望对广大想要宝宝的读者朋友有所帮助。

1 如何生一个健康聪明的孩子？

有一个健康聪明可爱的宝宝是一生的幸福，从优生优育角度来说，我们可以从以下几个方面加以保健和准备。

（1）择偶

每位青年男女都有自己的择偶标准，不论怎样的择偶标准，男女双方都应了解对方及其家庭成员是否有严重的遗传疾病或与遗传有关的疾病，避免日后出现不孕或生出缺陷儿而后悔莫及，或由此引起家庭矛盾。

（2）婚前医学检查

在结婚登记之前应进行必要的医学检查，进行婚前卫生咨询，接受婚前卫生指导。婚检医生会通过询问来了解双方三代内有无遗传病、先天性疾病史，全身健康检查和生殖器检查，必要时通过实验室检查来了解双方情况是否适合结婚、生育，并进行婚育指导，提出相应的建议，以此来保证健康的婚配，利于优生。

（3）孕前准备

孕前做必要的心理准备，夫妻双方均有生育的愿望，并积极地为之准备，包括营养、运动和各种生活方式调整方面的准备工作。

（4）避开不利的受孕时机

比如接触有毒有害化学物质或放射线者，应该在孕前一段时间避免接触；吸烟酗酒者必须戒烟、禁酒2~3个月后才能受孕；长期口服避孕药或长期因疾病服药者，应停药一段时间后受孕；接触过某些传染病者，应当进行检查，排出受感染后再受孕等等。

（5）注意孕前营养调理

受孕前夫妻的营养状况直接影响到精子、卵子的质量，为了保证生殖细胞的优质，孕前几个月夫妻双方应注意营养物质的摄取，多吃富含优质蛋白、必需微量元素和维生素的食物，一日三餐，膳食合理安排，并注意补充水果，同时多接触新鲜空气、阳光和多饮水。做孕前检查，让夫妻双方选择在身体健康状况最佳、心理状态良好，心情轻松愉快时受孕。

（6）选择最佳的生育年龄

女性最适宜的生育年龄为 24 ~ 34 岁，最佳生育年龄为 25 ~ 30 岁。男性最适宜的生育年龄为 28 ~ 38 岁，最佳生育年龄为 30 ~ 35 岁。这期间生育能力旺盛，精子和卵子质量好，有利于优生。

（7）选择最佳的受孕季节

受孕季节因地而异，就我国大部分地区来说，应避免在初春或深冬气候多变的季节受孕，以夏末秋初时受孕最为适宜。

胎儿前 3 个月时是各器官发育关键期，很容易受到致病微生物伤害。夏末秋初时怀孕，怀孕头 3 个月可避开冬末春初病毒感染高峰期，秋高气爽，气候宜人，孕妇感到舒适，早孕反应阶段，避开了盛夏对食欲的影响，秋季时蔬菜瓜果供应齐全，容易调节食欲，增加营养，有利于胎儿的生长发育，特别是脑发育。足月分娩时，正是气候宜人的春末夏初，孕妇和宝宝可更多地到户外呼吸新鲜空气，接受阳光照射，预防佝偻病，有利于新生儿对外界环境的适应，从而更好地生长发育。

其实，最佳的受孕年龄和季节都是相对的，没有绝对的好坏。还要根据实际情况而定。父母的身体健康、生殖健康、心理健康等诸多因素都与宝宝的健康关系密切。对于热切期盼孩子的夫妇来说，任何时候获得怀孕消息，都是天大的喜讯，也都是最适合的时机。

2　都说优生要提前 12 个月准备，那都准备什么呢？

提前 1 年规划有孩子后的生活蓝图；提前 1 年做好各方面准备，包括身体、心理、经济等方面的准备；提前 1 年开始全面体检；提前注射疫苗；提前 10 个月改变不良生活习惯；提前 9 个月养成好的膳食习惯；提前 6 个月考

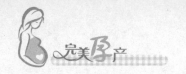

虑停止服用某些有致畸作用的药物（包括避孕药）；提前 3 个月补充维生素，尤其是叶酸；提前 1 个月放松心情。

3 为什么怀孕需要做心理准备？

女性怀孕期间的心理状态与情绪变化直接影响着体内胎儿的发育，影响着孩子成年后的性格、心理素质的发展。因此，怀孕期间女性良好的心理状态不仅影响着孕妇，而更重要的是对孩子的直接影响。如果婚后夫妻双方都希望尽快要孩子，就必须从心理和精神上做好准备。

事实证明，有心理准备的孕妇与没有心理准备孕妇相比，前者的孕期生活要顺利从容得多，妊娠反应也轻得多。

4 为什么怀孕会让很多夫妻觉得不适应？

怀孕期特殊的变化：妻子形体变化、饮食变化、情绪变化、生活习惯变化以及对丈夫的依赖性的增加。

5 为什么丈夫也要做好心理准备？

一旦妻子怀孕成为事实，以一种平和、自然的心境迎接怀孕和分娩的到来，以愉快、积极的态度对待妻子孕期所发生的变化，坚信自己能够帮助妻子孕育一个代表未来的小生命，完成将他平安带到这个世界上的使命。这种心理准备是夫妻双方的。丈夫充分的心理准备可以帮助妻子顺利度过孕期的每一阶段，并对未来孩子的生长发育奠定坚实的基础。

6 为什么孕前要多做锻炼和户外活动？

根据自身实际情况，选择适宜的运动，尽可能多做些户外活动，这样有利于血液循环和精神内分泌的调节，还可放松紧张与焦虑的心态。晨跑、瑜伽、游泳等运动形式都是不错的选择，积极的体育活动能振奋精神，最终有利于怀孕并促进胎儿的正常生长发育。

7 为什么在准备怀孕前丈夫也要运动？

在打算生育的一段时间，丈夫要经常保持一定的运动量，工作要劳逸结合。运动时间可根据个人身体状况灵活制定，一般以每周 3 次以上、每次半小时以上为宜。另外，生活中要多见阳光、多呼吸新鲜空气，这样有利于男性内分泌协调，从而利于优生。

8 怀孕前可以喝咖啡、可乐吗？

喜欢喝咖啡的准妈妈，也要把量限制在一天一杯之内，至于可乐等饮料最好让它从食谱中彻底消失，取而代之的是新鲜果汁或蔬菜汁。

9 备孕期间生活细节方面有需要注意的吗？

（1）准爸爸最好不留胡须
哪怕嘴唇上下的胡须都不要放过，因为胡须会吸附空气中的灰尘和污染物，通过呼吸进入体内，影响"生产精子"的内环境，也可能在与妻子接吻时，各种病原微生物轻而易举地传染给妻子。
（2）家里最好不养宠物
带你的宠物去医院也做个体检，并检测一下弓形虫病抗体，如呈阳性，

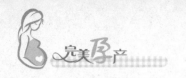

你依旧可以把它留在家里。只是需要注意，以后你将每月至少带宠物去医院检查一次，以确保百分百的安全。

（3）睡觉不宜紧闭窗户

人入睡后，如果门窗紧闭，不用 3 小时，室内的二氧化碳就会增加 3 倍以上，细菌、尘埃等有害物质也会成倍增长。因此，睡觉时应留些窗缝，以便让室外新鲜空气不断流入，室内二氧化碳及时排出。睡觉紧闭窗户对孕前准备也不利。

（4）如厕不看书报

如厕时，人的低级和高级神经中枢共同参与活动，许多人习惯于拿上一份报纸或一本书，一蹲就是小半天。如厕看书报不但会使排便意识受到抑制，失去了直肠对粪便刺激的敏感性，久而久之会引起便秘。

（5）洗澡时间不宜过长

洗澡时，热水产生出大量的水蒸气，附在水中的有毒物质如三氯乙烯、三氯甲烷等分别被蒸发80%和50%以上。有些有毒物质随蒸气而被身体部分吸收，进入血液循环系统，危害很大。而且，在较热的水中洗澡时间过久，对心脏也不利。

（6）不宜在室内养鸟

鸟粪中带有鹦鹉病毒、鸟型结核杆菌及寄螨，鸟粪被踏碎以后，病毒与病菌便飞扬在空气中，若人长时间吸入，会诱发呼吸道黏膜充血、咳嗽、痰多、发烧等症状，严重者还会出现肺炎与休克。

10 哪些食物可以提高生育能力？

富锌食物：各种植物性食物中含锌量比较高的有豆类、花生、小米、萝卜、大白菜等；各种动物性食物中，以牡蛎含锌最为丰富，此外，牛肉、鸡肝、蛋类、羊排、猪肉等含锌也较多。

动物内脏：这类食品中含有较多量的胆固醇，其中，约10%左右是肾上腺皮质激素和性激素，适当食用这类食物，对增强性功能有一定作用。

滑黏食物：精氨酸是精子形成的必需成分，并且能够增强精子的活动能力，对男子生殖系统正常功能的维持有重要作用。富含精氨酸的食物有鳝鱼、海参、墨鱼、章鱼、芝麻、花生仁、核桃等。

11 哪些食物有利于身体排毒？

动物血：猪、鸭、鸡、鹅等动物血液中的血红蛋白被胃液分解后，可与侵入人体的烟尘和重金属发生反应，提高淋巴细胞的吞噬功能，还有补血作用。

鲜蔬果汁：能阻断亚硝胺对机体的危害，还能改变血液的酸碱度，有利于防病排毒。

海藻类：海带、紫菜等所含的胶质能促使体内的放射性物质随大便排出体外。

韭菜：富含挥发油、纤维素等成分，粗纤维可助吸烟饮酒者排出毒物。

豆芽：含多种维生素，能清除体内致畸物质，促进性激素生成。

12 孕前期妇女膳食指南

合理膳食和均衡营养是成功妊娠所必需的物质基础。为降低出生缺陷、提高生育质量、保证妊娠的成功，夫妻双方都应做好孕前的营养准备。育龄妇女在计划妊娠前 3～6 个月应接受特别的膳食和健康生活方式指导，调整自身的营养、健康状况和生活习惯，使之尽可能都达到最佳状态以利于妊娠的成功。在一般人群膳食指南十条基础上，孕前期妇女膳食指南增加以下四条内容。

（1）多摄入富含叶酸的食物或补充叶酸

妊娠的头 4 周是胎儿神经管分化和形成的重要时期，此期叶酸缺乏可增加胎儿发生神经管畸形及早产的危险。育龄妇女应从计划妊娠开始尽可能早地多摄取富含叶酸的动物肝脏、深绿色蔬菜及豆类。由于叶酸补充比食物中的叶酸能更好地被机体吸收利用，建议最迟应从孕前 3 个月开始每日补充叶酸 400μg，并持续至整个孕期。叶酸除有助于预防胎儿神经管畸形外，也有利于降低妊娠高脂血症发生的危险。

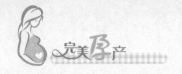

（2）常吃含铁的食物

孕前期良好的铁丰富营养是成功妊娠的必要条件，孕前缺铁易导致早产、孕期母体体重增长不足以及新生儿出生体重低，故孕前女性应储备足够的铁为孕期利用。建议孕前期妇女适当多摄入含铁丰富的食物，如动物血、肝脏、瘦肉等动物性食物，以及黑木耳、红枣等植物性食物。缺铁或贫血的育龄妇女可适量摄入铁强化食物或在医生指导下补充小剂量的铁剂（10～20mg/d），同时，注意多摄入富含维生素C的蔬菜、水果，或在补充铁剂的同时补充维生素C，以促进铁的吸收和利用，待缺铁或贫血得到纠正后，再计划怀孕。

（3）保证摄入加碘食盐，适当增加海产品的摄入

妇女围孕期和孕早期碘缺乏均可增加新生儿将来发生克汀病的危险性。由于孕前和孕早期对碘的需要相对较多，除摄入碘盐外，还建议至少每周摄入一次富含碘的海产食品，如海带、紫菜、鱼、虾、贝类等。

（4）戒烟、禁酒

夫妻一方或双方经常吸烟或饮酒，不仅影响精子或卵子的发育，造成精子或卵子的畸形，而且影响受精卵在子宫的顺利着床和胚胎发育，导致流产。酒精可以通过胎盘进入胎儿血液，造成胎儿宫内发育不良、中枢神经系统发育异常、智力低下等。因此，夫妻双方在计划怀孕前的3～6个月都应停止吸烟、饮酒；计划怀孕的妇女要远离吸烟的环境，减少被动吸烟的伤害。

13 为什么育龄妇女需要在孕前开始补充叶酸？

叶酸在体内参与氨基酸和核苷酸的代谢，是细胞增殖、组织生长和机体发育不可缺少的营养素。叶酸缺乏除可导致胎儿神经管畸形外，还可导致眼、口唇、腭、胃肠道、心血管、肾、骨骼等器官的畸形发生。

妊娠的头4周是胎儿神经管分化和形成的重要时期，这一时期叶酸缺乏可增加胎儿发生神经管畸形及早产的危险性，由于怀孕的确定时间是在妊娠发生的5周以后或更晚，受孕者并不会意识到已经怀孕。有研究显示，妇女在服用叶酸4周以后，体内叶酸缺乏的状态才能得到明显改善。因此，育龄妇女至少应在孕前三个月开始，适当多摄入富含叶酸的动物肝脏、深绿色蔬菜及豆类食物。由于叶酸补充剂比食物中的叶酸能更好的被机体吸收利用，

专家建议，至少在孕前三个月开始每日服用400μg叶酸，使其体内的叶酸维持在适宜水平，以确保胚胎早期有一个较好的叶酸营养状态，预防胎儿神经管及其他器官畸形的发生。

14 怀孕前丈夫也要补充叶酸吗？

大家都知道妻子需要补充叶酸，其实丈夫补充叶酸对宝宝也有好处。另外，锌、维生素A等的缺乏容易使精子质量下降，所以丈夫也要注意合理的营养，多吃蔬菜水果，不要喝太多的咖啡和浓茶。

15 为什么贫血妇女怀孕不利于母婴健康？

育龄期妇女由于生育和月经等因素导致的失血，体内铁贮存往往不足，易发生铁缺乏或缺铁性贫血。2002年中国居民营养与健康状况调查结果显示，我国育龄妇女贫血发生率为26.2%。妊娠时血红蛋白增加20%，此时还需为胎儿储备铁以备出生后1~4龄月婴儿利用，铁需要相应增加。围孕期缺铁或贫血将影响妊娠结局和母子双方的健康。如孕妇贫血导致胎儿肝脏贮存的铁量不足，除影响婴儿早期血红蛋白合成而导致贫血外，缺铁也影响含铁（血红素）酶的合成，并因此影响脑内多巴胺D_2受体的产生，对胎儿及新生儿智力发育产生不可逆性影响。故准备怀孕的女性应为怀孕储备足够的铁。

16 怎样预防育龄妇女贫血？

孕前期妇女应多进食富含铁的食物以增加体内铁的储备，必要者可适量摄入铁强化食物或口服小剂量（10~20mg/d）铁剂（如硫酸亚铁、乳酸亚铁等），为增加铁的吸收和体内利用，建议多摄入富含维生素C的食物，或补充适量的维生素C。

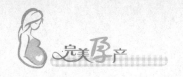

17 围孕期缺碘可导致后代智力和体格发育障碍吗?

碘是人体必需的微量元素之一。甲状腺利用碘和酪氨酸合成甲状腺激素,以调节机体的新陈代谢。碘缺乏引起甲状腺素合成减少以及甲状腺功能减退,并因此影响母体和胎儿的新陈代谢,尤其是蛋白质合成。有研究显示,当围孕期和孕期碘摄入量低于 $25\mu g/d$ 时,新生儿可出现以智力低下、聋哑、性发育滞后、运动技能障碍、语言能力下降以及其他生长发育障碍为特征的克汀病等。为预防碘缺乏引起的出生缺陷,《中国居民膳食营养素参考摄入量》推荐围孕期碘摄入量为 $150\mu g/d$,孕早期为 $200\mu g/d$。

18 怎样预防碘缺乏?

我国面临缺碘危险的人群主要分布在偏僻农村、山区及远离沿海的内陆地区,其中孕妇、乳母、婴幼儿、儿童是缺碘的高危人群。碘的主要来源是海产食品,如海带、紫菜、鱼、虾、贝类等。如干海带含碘量高达 $240mg/kg$。从 20 世纪 60 年代开始我国的食盐强化碘及其推广,对防治我国地方性碘缺乏病、减少克汀病的发生起到了良好的作用。为预防育龄妇女缺碘,除食用加碘食盐外,最好每周进食 1～2 次海产食品。

19 为什么孕前 3～6 个月需要戒烟?

如果怀孕前夫妻双方或一方经常吸烟,烟草中的有害成分通过血液循环进入生殖系统,会直接或间接地发生毒性作用。丈夫吸烟,不仅影响自身健康,还严重地影响精子的活力,致畸形精子增多。研究表明,男性每天吸烟30 支以上者,畸形精子的比例超过 20%,且吸烟时间愈长,畸形精子愈多。停止吸烟半年后,精子方可恢复正常。每日吸烟 10 支以上者,其子女先天性畸形率增加 2.1%。所以准备怀孕的夫妻双方,在计划怀孕前的 3 个月甚至 6 个月应戒烟。此外,计划怀孕的妇女要远离吸烟的环境,减少被动吸烟的伤害。

20　为什么孕前3~6个月需要禁酒？

酒精可导致内分泌紊乱，夫妻双方或一方经常饮酒、酗酒，将影响精子或卵子的发育，造成精子或卵子的畸形，受孕时形成异常受精卵，影响受精卵的顺利着床和胚胎发育，甚至导致流产。如男性长期或大量饮酒，可造成机体慢性或急性酒精中毒，使精子数量减少、活力降低，畸形精子、死精子的比例升高，从而影响受孕和胚胎发育。受酒精损害的生殖细胞所形成的胎儿往往发育不正常，如肢体短小、体重轻、面貌丑、发育差、反应迟钝、智力低下。因此，准备怀孕的夫妻双方，在计划怀孕前的3个月甚至6个月应开始禁酒。

21　为什么孕前要做体检？

夫妻两人一定要去医院做一次体检，不仅只是检查目前的健康状态，还应该让医生预先了解过去的疾病史，以此为基础制定怀孕计划。

如果查出异常，如患有心脏病、糖尿病、肝炎、子宫肌瘤、结核病、甲亢、肿瘤及性病等疾病，或化验结果不正常，暂且都不应该怀孕，必须马上进行治疗，待疾病痊愈后再怀孕。如果是难以痊愈的疾病，应咨询专业医生，然后再决定是否怀孕。

22　孕前检查的详细内容有哪些？

很多人都认为自己在单位每年都进行体检，身体很正常，就不必要做孕前检查了。普通体检是不能代替孕前检查的，特别是在取消婚检的今天，孕前检查更为重要。以下是比较详细的孕前检查的项目：

（1）生殖系统：通过白带常规筛查滴虫、霉菌、支原体、衣原体感染、阴道炎症，以及淋病、梅毒等性传播性疾病。目的：确定是否有妇科疾病，

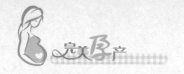
如患有性传播疾病，最好先彻底治疗，然后再怀孕，否则会引起流产、早产等危险。

（2）优生三项：包括风疹、弓形虫、巨细胞病毒三项。

（3）肝功能：肝功能检查目前有大小功能两种，大肝功能除了乙肝全套外，还包括血糖、胆汁酸等。

（4）尿常规检查。

（5）孕前6个月，口腔检查，目的：如果孕期牙齿痛起来了，考虑到治疗用药对胎儿的影响，治疗很棘手，受苦的是孕妈妈和胎儿。

（6）妇科内分泌：包括促卵泡生成激素、促黄体生成素等6个项目。

（7）ABO溶血：包括血型和ABO溶血滴度。检查对象：女性血型为O型，丈夫为A型、B型；或者有不明原因的流产史。

（8）染色体检查：看是否有遗传性疾病。静脉抽血检查时间：孕前3个月。检查对象：有遗传病家族史的育龄夫妇。

23 到什么样的医院做孕前检查？

妇产医院、妇幼医院、妇幼保健院、产科医院、妇婴医院、大中规模综合医院的妇产科都可做孕前检查。

24 去医院检查应挂哪个科的号？

有的医院有专门孕前检查门诊，有的医院把孕前检查设在内科，有的医院设在妇产科或计划生育科，也有的设在妇保科。可到分诊台、服务台咨询，也可以直接到挂号处询问。

25 去医院检查前准备什么？

不要吃早饭，也不要喝水，因为有些检查项目需要空腹。留取晨起第一次尿，放在干净的小瓶子里，等待化验。如果到医院后再排尿，一是憋不住；二是 B 超需要憋尿，把尿排了还要等很长时间膀胱才能充盈（多数医院可做阴道 B 超）；三是晨起第一次尿化验结果更可靠。带上早餐，抽血后再吃。带一瓶纯净水，以便需要憋尿时喝水。由于担心医生检查时有不好的味道，就在去医院前清洗外阴，这是不对的。不但早晨不能洗，最好前一天晚上也不洗，这样对检查有利。

26 优生检查都检查什么呢？

优生六项检查包括巨细胞病毒、单纯疱疹病毒、风疹病毒、弓形虫、人乳头瘤病毒、解脲支原体。目前临床中常做是前四项检查。

根据检测结果来估算胎儿可能发生宫内感染乃至畸形、发育异常的风险，最大限度保障生育一个健康的宝宝。

27 哪些人需要做优生检查？

（1）女方 35 岁以上；

（2）曾有不明原因流产、死胎史者；

（3）本人或家族中有染色体异常者；

（4）已发生过母胎血型不合者；

（5）本次或上一次发生羊水过多或过少者；

（6）大量接触有毒有害环境因素者（如 X 线、某些药物、毒物或患较严重病毒感染的孕妇）；

（7）医生认为应做咨询和产前诊断者。

28 如何看懂优生检查的结果报告单呢？

目前调查孕妇中的感染主要通过病毒抗体水平的检测。

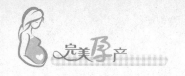

抗体 IgG 阴性的临床意义：没有感染过这类病毒，或感染过，但没有产生抗体；

抗体 IgM 阴性的临床意义：没有活动性感染，但不排除潜在感染；

抗体 IgG 阳性的临床意义：表明孕妇既往有过这种病毒感染，或接种过疫苗；

抗体 IgM 阳性的临床意义：表明孕妇近期有这种病毒的活动性感染。

一般认为孕妇的活动性感染与胎儿宫内感染有关，约40%的活动性感染容易引起胎儿的宫内感染，所以，孕期检查主要检查孕妇血中的 IgM 抗体。我国妇女中巨细胞病毒、单纯疱疹病毒、风疹病毒、人乳头瘤病毒的感染率很高，既往感染率高达90%。据调查，孕妇中各种病原体的活动性感染约在3%~8%，但也有一些 IgM 抗体不高的孕妇可能有潜在感染，也可能造成胎儿的宫内感染。

经过以上的分析，你们可能清楚了，在化验单上，不是一看到有加号（＋），就认为会造成胎儿的宫内感染。

IgG 抗体阳性，仅仅说明既往感染过这种病毒，或许对这种病毒有了免疫力了。IgG 抗体阴性，说明孕妇也许没有感染过这种病原体，对其缺乏免疫力，应该接种疫苗，待产生免疫抗体后再怀孕。接种过一些病毒疫苗的妇女，会出现 IgG 抗体阳性。如接种过风疹疫苗的妇女会出现风疹病毒 IgG 抗体阳性。接种过乙肝疫苗的妇女会出现乙肝抗体阳性。所以，要分清哪个是保护性抗体，哪个是非保护性抗体。

29 精液检查意义及参考值

(1) 精液量

正常参考值：每次 2~6ml，平均 3.5ml。

临床意义：减少（<1.5ml），见于射精管道阻塞、先天性精囊缺陷、生殖道感染性疾病等；此外，脑垂体或睾丸间质性病变也可引起。增多（>8ml），见于禁欲时间过长或附属性腺机能亢进等。

(2) 精液颜色

刚射出的精液为灰白色或略带淡黄色，自行液化后为乳白色。

临床意义：酱油色或鲜红色，见于精囊腺炎、前列腺炎等生殖系统炎症。

（3）精液稠度

精液是一种半流体状的液体，有一定黏度，可自行液化；黏稠度过高或过低，均说明精液质量欠佳。

临床意义：如果精液30分钟不液化，见于不育症。精液清稀，见于少精症、无精子症。

（4）精子计数

正常参考值：0.6～1.5亿/ml。

临床意义：一般精子计数少于0.2亿/ml为少精症，精液中未找到精子为无精子症。减少，见于少精症和无精子症，均可导致不育。少精症不一定不能受孕，但对受孕影响较大。

（5）精液酸碱度

正常参考值：pH值7.2～7.8。

临床意义：增高，见于附属性腺或附睾有急性感染性疾病等。降低，见于生殖系统慢性感染性疾病、精囊机能减退、输精管阻塞、死精子症等。

（6）精液细菌培养

正常参考值：阴性（无细菌）。

临床意义：阳性，见于附睾炎、精囊炎、前列腺炎、尿道感染等。

（7）精子活动度

正常参考值：>70%，其中以一级运动精子为主。

临床意义：降低，见于男子不育。

（8）精液红细胞

正常参考值：阴性（无）。

临床意义：大量出现，见于精囊结核、前列腺癌等。

（9）精液白细胞

正常参考值：<5个/HP。

临床意义：增高，见于精囊炎、前列腺炎、前列腺结核等。

（10）精液果糖

正常参考值：9.11～17.67mmol/L。

临床意义：降低，见于精囊腺发育不全、精囊腺炎等所致的不育症。

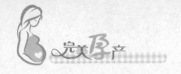

（11）死精子数

正常参考值：<15%。

临床意义：增高，见于不育症，多与生殖系统感染有关。

30 精液检查注意事项有哪些？

（1）采集时间

精液采集的时间应为禁欲（指任何方法射精后）至少 48 小时，但不超过 7 天。需要复查时的禁欲天数应尽可能恒定。（至少在下班前 2 小时前到达医院）。

（2）采集方法

应用手淫的方法取精液，温度保持在 20℃ ~ 40℃，不能用性交中断法、普通避孕套法或非医用容器采集精液。

（3）院外采集

如在医院外采集精液，需到精液检查室取医用采精杯，应在采集后 1 小时之内（需贴身保温）送到实验室。

31 为什么怀孕前要先看看牙科？

牙齿对怀孕有着特别重要的影响，尤其是当你的牙齿原来就有龋齿等问题的时候，就应该及时修补。因为整个孕期，准妈妈都是不宜拜访牙科的，X 射线的检查、麻醉药和止痛药等等都会对胎儿不利。所以应在孕前做个口腔保健，洗一次牙，确保牙齿健康，以免后患。

32 怀孕前防疫疫苗都什么时候打？

乙肝疫苗提前 11 个月注射。风疹疫苗提前 8 个月注射。甲肝、水痘疫苗至少提前 3 个月注射，并提前 5 个月进行抗体检测，如果没有应补种。

33 怀孕需要提前几个月停避孕药？

应在准备怀孕 2~3 月，至少 1 个月前停止使用避孕药，经历一次正常的月经。一旦在服用避孕药期间意外怀孕，应该及时向医生咨询，以免口服避孕药中含有的大量合成孕酮对胚胎发育造成影响。

34 为什么孕前要慎用药物？

怀孕和药物的关系非常密切，可怀孕一般在 4~5 周后才能够发觉。因此，计划怀孕时应该从怀孕前 3 个月就开始慎重使用药物，特别是抗生素和感冒药。

一般在医生开处方前就要说明自己的怀孕打算，包括丈夫在内，因为很多药物也会使精子受到损伤。

35 导致出生缺陷的主要因素有哪些？

化学因素：长期接触有毒化学物质，如农药化肥、油漆、涂料、有毒金属物质，孕前夫妇双方服用大量有毒物质，剧毒镇静、麻醉药品（如吸毒），怀孕后不合理用药以及致畸的药物。

物理因素：主要是空气污染，怀孕时孕妇吸进空气中有毒有害物质；怀孕后，夫妇双方吸烟喝酒；煤气中毒等。

传染因素：主要有弓形虫、风疹病毒、单纯疱疹病毒、巨细胞病毒、乙肝病毒、艾滋病病毒、淋病双球菌和梅毒螺旋体等。

营养因素：怀孕时因妊娠反应，孕妇挑食、偏食、不食等原因，导致孕妇摄入营养不够。

遗传因素：父母性染色体异常，导致出生缺陷。

以上诸多因素尤其以传染因素为主要，它是胎儿畸形、缺陷和弱智儿的罪魁祸首。

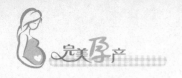

36 女性健康受孕有哪些禁忌？

并不是什么时候受孕都合适，如果你希望生一个健康聪明的宝宝，在受孕时间上要有所忌讳，总的原则有以下十忌：

（1）不要在情绪压抑时受孕

人一旦处于焦虑抑郁或有沉重思想负担的精神状态，不仅会影响精子或卵子的质量，即使受孕后也会因情绪的刺激而影响母体的激素分泌，使胎儿不安、躁动，影响生长发育，甚至于流产。

（2）不要在蜜月时受孕

由于在新婚前后，男女双方为操办婚事、礼节应酬而奔走劳累，体力超负荷消耗，降低了精子和卵子的质量，从而不利于优生。

（3）不要在旅行途中受孕

由于人在旅行途中生活起居没有规律，大脑皮质经常处于兴奋状态，加上过度疲劳和旅途颠簸，可影响胎卵生长或引起受孕子宫收缩，导致流产或先兆流产。

（4）不要在患病期间受孕

因为疾病会影响体质和受精卵的质量及宫内着床环境，患病期间服用的药物也可能对精子和卵子产生不利的影响。

（5）不要高龄受孕

35 岁以上的妇女发生染色体畸变而导致畸形胎儿的比例随年龄增加呈增加的趋势。

（6）不要在停用避孕药后立即受孕

长期口服避孕药的妇女，至少在停药两个月后才可受孕；放置避孕环的妇女在取环后，应等来过 2 ~ 3 次正常月经后再受孕。

（7）不要在受孕前接触放射性物质和剧毒性物质

因为生殖细胞对 X 线和剧毒物质的反应非常敏感。需要在完全脱离接触性放射性物质和剧毒性物质环境后 1 个月以上受孕才较为妥当，以免生出畸形胎儿。

（8）**不要在早产、流产和清除葡萄胎后立即受孕**

妇女在早产、流产后子宫内膜受到创伤，立即受孕容易再度流产而形成习惯性流产。葡萄胎清除后，至少要定期随访 2 年，在这段时间内尽可能不要受孕。

（9）**不要抽烟喝酒**

经常吸烟饮酒的妇女，最好等戒掉烟酒 2 ~ 3 个月后再受孕。丈夫在妻子受孕前 1 个月最好也戒掉烟酒。

（10）**不要在炎热和严寒季节受孕**

因为怀孕早期，正是胎儿的大脑皮质初步形成的阶段，天气炎热会影响食欲，导致蛋白质摄入量减少，机体消耗量大，会影响胎儿大脑的发育。严寒季节孕妇多在室内活动，新鲜空气少，接触呼吸道病毒的机会增多，容易感冒而损害胎儿。

37 何谓好的受孕时间？

任何一对夫妻都想生个既聪明又健壮的孩子。除日常男女对各自体质锻炼和健康的维护外，科学研究表明，选好受孕时间也是十分重要的因素。一个好的受孕时间是指：

（1）夫妻双方的心理状态良好，特别是精神舒畅，无任何忧愁干扰时。

（2）双方身体无任何疾病时，长期口服避孕药的妇女应停用 2 个月后再受孕。

（3）受孕前 3 个月，男女双方最好忌烟酒，营养状态良好。

（4）按人体生理钟推算出智力、体力和情绪都在最佳状态时，此办法应以女方为主，想男女都处于最佳状态是不易的。

（5）选择受孕季节，1 年之中以七八月份怀孕，四、五月份生产为好。

（6）受孕前 1 个月内，同房次数不宜过频，最好按女方排卵期一次成功。

（7）双方都有强烈的性需求时。

（8）同房时间宜选择早晨起床前，而不要在晚上入睡前，因为晚上都比较疲劳，而早晨经过休息，精力充沛；且早晨女性易测排卵期，男性激素水平高。

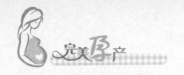

（9）要赶上风和日丽的好天气。

（10）受孕期间不看恐怖影视，多在优美的自然环境中走走。

38 特殊妇女何时受孕？

服避孕药者：避孕药可干扰胎儿的正常发育。应在停药 6 ~ 8 个月后受孕为妥。

饮酒者：酒精代谢物一般在停饮后 2 ~ 3 天排尽，但一个卵细胞要在体内停留 14 天以上。因此，应酒后半月后受孕。

带环者：需月经正常来潮 2 ~ 3 次后方可受孕。

流产者：流产后至少半年才能受孕。

剖腹产：剖腹产后最好 2 年以后才能怀孕，否则容易发生子宫破裂等并发症。

X 线照射：做 X 线检查的妇女 4 周后怀孕较为安全。

患病者：如结核活动期、乙肝活动期、甲亢、心脏病、慢性肾炎急性发作期等，可否怀孕以及适合怀孕的时机应向就诊医生详细咨询。

39 性生活频率影响怀孕吗？

在计划怀孕的阶段里，要适当减少性生活的频率。准爸爸应通过增加健身的次数，以保证精子的数量和质量。

40 采用什么样的姿势有助于受孕？

如今还没有什么证据表明同房时采用某种姿势会对受孕有所帮助。精子根本无须重力作用的帮助就能快速前行，而且如果条件适宜的话，最强健的精子只需两分钟就能穿过子宫颈到达子宫。关键是保证同房的频率（专家建议每 3 天同房一次），而且不要被怀孕的念头所困扰，在享受性爱的同时受孕才是最佳状态。同房后女方可在臀下垫一枕头等物，以提高受孕几率。

41 怎样选择同房时机？

围绕排卵前后的生理征象，从而确定排卵日期，选择最理想的受孕日同房：排卵前5天避免性生活，以保证精子数量和质量；宫颈黏液开始有拉丝反应时，提示即将排卵，可隔天同房；拉丝度最佳的一天最接近排卵，应选择此日同房；在排卵后3天或基础体温处于上升水平后3天内仍有受孕可能，可隔日同房。

42 怎么推算排卵日期？

一般在下次月经来潮前14天左右排卵，这个方法只适用于月经周期规律的女性。如果周期毫无规律可循，那可以用别的方式来监测。

43 同房后大部分精液都流出会影响受孕吗？

不会。

其实同房后精液流出是正常现象，因为精液中包括精子和精液，精液是由附睾、精囊、前列腺和尿道球腺和旁腺的分泌液组成。

男子射精后，精液储存在女性阴道后穹窿，宫颈及其分泌的黏液就象一道屏障，精液中只有健康有活力的精子通过尾部的摆动很快向宫颈方向移动，并借助子宫的收缩和输卵管的蠕动穿过宫颈黏液，通过宫腔，最后到达受精部位——输卵管壶腹部。而畸形、活动力低、死精子和精液中的其他成分是不能通过宫颈而进入宫腔的。如前列腺液进入宫腔，它含有的前列腺素会刺激子宫收缩而引起腹痛。

那么精液又起什么作用呢？它是精子从男性生殖道传送到女性生殖道的运载工具，又是一种缓冲物质。碱性的精液可中和阴道液的酸度，因而保护

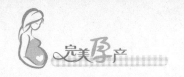

精子不受损害，精液还可以为精子提供营养和能量，并能保持一定的渗透压，有利于精子的存活。

正常性生活后，精子很快离开后穹窿的精液池而进入宫颈管，而留在阴道内的精液在完成它的使命后或溢出阴道或为阴道内的酶系降解。

因此，同房后精液外溢是正常现象。随精液流出的还有畸形、无活力的精子以及性兴奋时女性生殖道产生的液体。但是为了保证尽可能多的精子进入宫颈，性交后可抬高臀部，以避免精液过早溢出阴道，影响受孕的机会。

44 性高潮能提高受孕几率吗？

男女双方的性高潮都有利于提高受孕率和实现优生优育。

由于女性易孕期是在两次月经中间时期的前三天到后四天，即排卵期前后，如果计划要怀孕，男方最好能自我控制，把精液相对集中在女方排卵期使用。

男性在性和谐中射精，由于精液激素充足，精子活力旺盛，有利于及早抵达与卵子会合，减少在运行过程中受到外界因素的伤害。

女方性高潮时，子宫颈碱性分泌液的增多，有利于精子的游动和营养供应，还可以中和阴道的酸性环境，对精子有保护作用；性高潮时子宫颈稍张开，这种状态可保持30分钟之久，为精子大开方便之门，此时的子宫位置几乎与阴道形成直线，避免精子走"弯路"。

女性高潮还会出现额外排卵，这就是"安全期不安全"的道理。因为高潮时激素分泌充足，输卵管的液体增多，已经成熟的卵子得到更多营养，而在卵巢里尚未成熟卵子可以提前成熟并排出。

45 怎样自我监测排卵情况？

最简单的方法是每天早晨醒来还未活动时测量基础体温。

46　怎样测量基础体温？

（1）在枕边或枕下，手易摸到的地方，放置一支体温计。

（2）一睡醒就放在舌下量 5 分钟。

（3）不要有伸展背部、打哈欠或翻身等动作。尽量保持在身体未动的情况下量。

若能遵守这三项原则，基本很准确，如果在天快亮时到洗手间去，那就还得睡 30 分钟以上来量才正确。

47　月经周期的长短对怀孕有影响吗？

月经周期长短（28±7 天）对怀孕没有影响，除非周期没有规律，这样会给预测排卵期造成一定难度。只要你能确定每月排卵的日子，月经周期的长短就不会给怀孕造成不良影响。

48　排卵会感觉到疼痛吗？

大部分女性在排卵的前后几个小时里，下腹部一定会有异常的感觉。这就被称为"中间痛"，可能你们经常会有这种感觉，误以为是"肚子不舒服"。下腹痛或膨胀感是在排卵的数小时前就开始了，在排卵的瞬间达到顶点。大约持续 1~3 小时，然后逐渐减轻，还有的敏感女性会在前一天就会感到疼痛。

49　基础体温怎么看？

我们的体温会随周期的变化而变化，那么我们也给这种变化着的体温取了几个好名字：

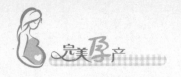

A. 低温时期（卵泡期）：月经结束到排卵日以前的期间。

B. 高温时期（黄体期）：排卵后到下次月经来潮前的期间。

由低温期与高温期所形成的两条曲线，可以很明确的推算出正确的排卵日。

以温度差来算，在月经期间到结束后，体温会以0.1℃左右的幅度升降，并且持续整个低温期。低温期结束的当天早上，会比前一天低0.3℃~0.4℃。而这一天就是排卵日。也就是说，排卵日就是在低温期开始朝高温期移动时，体温最低的那一天。

50 白带也能看出排卵吗？

排卵时子宫颈管会分泌出大量呈散状的宫颈黏液。当你上厕所的时候，如果发现类似蛋清样的透明白带，即表示接近排卵日了。

51 精子能存活多久？

两个睾丸每天就可产生上亿个精子。每个精子约可存活28天或更久。

正常人射精后，精子进入子宫腔内约能存活2~3天，但其生育能力仅能保持1~2天。未进入子宫腔而滞留在阴道内的精子，其存活时间则不超过1天。

52 卵子能存活多久？

女性一生中仅400~500个卵泡发育成熟，排出卵子，原则上每月只有一侧卵巢产生1个卵子，排出后很快进入输卵管准备受精，若遇不上精子，则在12~24小时就失去受孕能力。

53 怎样提高精子质量？

穿宽松的内裤和长裤，洗凉水澡，而不是热水澡，少喝酒少抽烟，最好戒烟戒酒。适量补充维生素。还有前文提到的，多摄入提高精子活力的食品。

54 心理障碍与不孕

郑女士，男方家庭条件非常好，结婚后全家都盼着下一代的出生。可半年过去了，想要孩子却怀不了孕，郑女士心情越来越坏，而且开始自卑，总是怀疑自己不能生育。在家人的建议下只好去看大夫。经过详细检查，只是内分泌失调，并没有发现其他问题。经过一段时间的心理治疗后，她也想开了，心情也放松了，结果不久就怀了孕。

不孕症的病因是复杂的，既可能有器质性病变，也可能是功能性障碍，更有心理方面的原因。在相当一部分患者中，所重视的是器质性病变，轻视的是功能性疾病，忽略的是心理性障碍。其实，心理障碍同样可以导致不孕，同样也是疾病。郑女士一开始就是陷入了一种恶性循环。此外，女性长期不孕、特别是经多方治疗没有效果，常常导致人际关系敏感、焦虑、抑郁、偏执，随着婚龄延长、年龄增大，心理压力更加沉重。

对于不孕症心理障碍患者，主要还是要靠心理治疗。心理治疗的方式是多方面的，既要靠大夫，也要靠家人、自己。同时，患者自身也应当提高"免疫力"，在心理上保持健康，减少疑虑、紧张。减少或减轻不孕症患者心理障碍，不仅可以提高自然受孕率，还可以提高患者的生活质量。

55 试孕多长时间不成功就该考虑找医生？

如果夫妻二人不满 35 岁而且没有什么特别的问题（如以前做过手术或是月经周期不规律等），在尝试一年之后仍然没有怀孕再考虑去看医生。但如果妻子的年龄超过 35 岁，那看医生的时间应该早一些，因为女性受孕的几率在

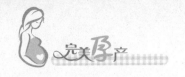

35 岁以后会直线下降。

56 试孕月份与怀孕几率有啥关系？

调查表明：婚后不避孕 1 月内或停避孕后 1 月内受孕率为 53%；3 个月内为 77%；6 个月内为 88%；1 年之内为 92%。因此计划受孕不可操之过急。

57 长期不怀孕，想要孩子怎么办？

首先，选择正规的大医院找有经验的大夫看。

再次，夫妻检查遵循的顺序。

（1）先检查男方：男方应先做精液常规检查，（查之前禁欲 5 ~ 7 天，挂男科），如果精液常规检查的结果正常，基本上可排除男方造成不育的可能；如果是丈夫的问题，妻子可先不需再做检查。

（2）如果男方问题解决，依然未能怀孕，女方就应该继续做检查了。

A、第一次就诊，做一般的妇科检查看是否有生殖器官畸形以及阴道炎、子宫肿瘤等妇科病。有病则先治疗再看能否怀孕；

B、查内分泌（月经的第三天抽血），如果月经周期比较准确的可在第 13 天开始 B 超监测卵胞生长情况及有无排卵等；

C、检查输卵管，如果前面的几项检查都正常了，则需在月经干净后的第 3 ~ 5 天，做个输卵管通液检查或造影（注意，做这个检查前禁止同房）这两种方法做起来都比较简单。

（3）如果前面的检查都找不出问题时，再查抗子宫内膜抗体、抗精子抗体等免疫方面的问题。

58 B 超可以监测排卵吗？

B 超是最直观，最准确的。B 超有两种：一种是腹部 B 超；一种是阴道

B 超。

两种的准确度差不多，腹部 B 超需要提前憋尿，阴道 B 超不需要，但价格稍贵一点。

59 超声监测卵泡发育

若排卵障碍，进行药物治疗时，更需监测卵泡发育，以指导临床用药，指导性生活、人工授精和卵泡穿刺。

（1）正常月经周期卵泡发育超声表现

卵泡出现时间：每个月经周期开始有多个卵泡同时发育，但一般仅 1 个或 2 个卵泡发育至成熟，称主卵泡（优势卵泡），其余卵泡相继闭锁。有报道称，90% 以上的周期只有一个卵泡迅速生长至成熟，5% ~11% 有 2 个主卵泡发育。卵泡超声显像最早时间可在月经周期第 5 ~ 7 天，显示的最小直径为 4 ~5mm。

卵泡生长速度：超声在月经周期第 3 ~5 天，可在卵巢内发现小卵泡，以后逐渐长大，到第 14 天左右最大，可发生排卵。月经第 5 天到排卵前，主卵泡平均每日增长 1.5mm；第 10 天前平均每天增长 1.2mm；排卵前 4 天平均增长 1.9mm，至卵泡发育成熟。成熟卵泡可显示如下特征：①卵泡呈圆形或椭圆形，直径达 15 ~30mm（21.2 ±0.53mm），卵泡内呈无回声区，清亮纯净，边界清晰，壁菲薄。一般认为成熟卵泡直径在 18 ~25mm，妊娠几率大，卵泡直径 <18mm 不易妊娠。

排卵后超声表现：①成熟卵泡消失；②卵泡体积缩小，壁厚，边界模糊，内部出现光点，约 40% 周期排卵后子宫直肠窝内见少量液体，厚径约 4 ~6mm。

（2）监测内容和时间

超声监测卵泡发育内容，要求测量双侧卵巢的大小，卵泡数量、大小、形态，边界是否清晰，内部回声。同时要测量子宫大小、形态，回声有否异常以及宫腔内状况。测量卵泡大小要求在卵泡最大切面测量 3 条径线，排卵前 2 ~3 天须每天监测 1 ~2 次。

监测时间，一般在月经周期第 9 ~ 10 天；正常周期可在 10 ~ 11 天，药物

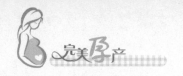
诱导周期要求提前 1 ~ 2 天监测卵泡发育。每天 B 超监测 1 次，直到卵泡破裂，排卵为止，平均约 6 次，每一月经周期也要去医院 6 ~ 8 次，监测准确。但有些医院的做法稍有差别，比如要求的时间，或次数等不同。

60 检查输卵管有哪些方法？

（1）传统的输卵管通气、通液试验可对输卵管是否通畅作出粗略的判断。

（2）X 线下子宫输卵管造影不仅可明确输卵管阻塞的部位，还可较为直观地显示输卵管及子宫内膜的某些病变、输卵管的蠕动情况。

（3）超声下子宫输卵管造影简便、安全、准确性较高。

（4）宫腔镜下输卵管插管通液对输卵管近端阻塞的诊断确切，且具治疗作用。

（5）腹腔镜下输卵管通液试验被看作是评价输卵管通畅性的最可靠方法。输卵管镜可直接观察输卵管管腔、内膜及取活检。

（6）宫腔镜与腹腔镜、输卵管镜与腹腔镜的联合应用更能较全面地评价输卵管的结构和功能。

61 输卵管不通可能有哪些原因？

输卵管是一对细长而弯曲的管，开口于子宫角两侧，外端游离，靠近卵巢。全长约有 8 ~ 14cm。约有 80% 的继发性不孕症患者是由于输卵管因素而造成。输卵管阻塞，常因人工流产、自然流产、药流、引产、不洁性交等因素造成阻塞，导致精子与卵子不能够结合。输卵管阻塞的特征，除有不孕症外，几乎没有临床症状和体征。

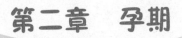

第二章　孕期

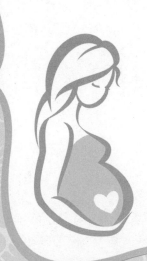

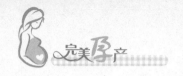

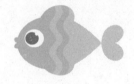

62 哪些方法可以预测怀孕?

（1）自测法：最明显的怀孕征兆是停经。一般月经规律的育龄期妇女，有性生活又未采取避孕措施，超过正常经期一周，就可能是怀孕了。

（2）尿 HCG：也就是早孕试纸，建议以清晨的尿检测，阳性率高。

（3）血 HCG：此方法检测更准确，误差小，而且可以把检测的时间提前（同房后 7 天）。建议到正规医院检查。

63 自我感觉什么样是可能怀孕了呢?

在早孕试纸还没反应的时候，你的身体有反应吗？只要用心注意，你的身体会告诉你已经怀孕了。有些怀孕敏感的迹象通常是从受精卵着床之后开始的，实际在受孕后的几天就发生了。

（1）感到反胃吗?

有些人在受孕之后的前几个星期，就开始了害喜的症状。你可能会觉得反胃，害喜的症状不仅限于早上，你可能整天、整夜都觉得反胃想吐。

（2）乳房变得更柔软了吗?

如果你的乳房感到刺痛、柔软又肿胀，你可能怀孕了。这种症状在受孕之后的前几天就可能出现了。在你的身体适应大量的荷尔蒙之后，这种疼痛就会消退，你的乳房就不会再感到不舒服了。

（3）感觉疲倦吗?

总是精力充沛的你，是否突然感觉疲惫不堪？黄体素的大量分泌，会让你觉得筋疲力尽。几乎所有怀孕的妇女都深受这种症状之苦，你可以再观察其他的症状，以确定你的怀疑。

（4）又要上厕所了吗？

你是否成为厕所的常客？半夜爬起来上厕所？受精卵在子宫壁着床之后，就开始分泌人绒毛膜促性腺激素（HCG）。这是由于子宫逐渐增大压迫膀胱所致。

（5）你是否有出血或腹痛（轻微的痛）的症状？

在排卵与着床之后的八天，你可能会出现轻微粉红色或棕色的污迹，小腹不舒服也可能会伴随着这种情况而来。原本在生理期内，可能也会有一些点状出血，但这并不是真正的生理期。这是受精卵在子宫内膜着床的结果。

（6）你的乳头颜色是否改变了？

如果你注意到你的乳晕颜色变深，或是乳房上有蓝色与粉红色的线条，这些都是怀孕的症状。

（7）想吃咸菜吗？

虽然这并不是一个可靠的症状，如果你还有其他的症状，那就很可能是真的怀孕了。

（8）最近身体好热，手脚心很烫吗？

放心，这不是感冒发烧，它是由于孕激素增加的一种反应。还有你的脾气是否异样的古怪等等，都可以作为是否怀孕的一个参考。

64 早孕反应有哪些？

①约半数孕妇在停经 6 周左右有恶心呕吐（一般多发生在清晨），流涎，择食，食欲不振，头昏，嗜睡等现象，此称为早孕反应。早孕反应约于 12 周后逐渐消失或减弱。

②尿频：这是因为膀胱受到扩大的子宫压迫，使得膀胱的容量变小，而出现的现象，一般发生在怀孕的第三个月时。

③乳房有刺痛、膨胀和瘙痒感：一般在怀孕 8 周后，乳房会出现刺痛、膨胀和瘙痒感等，乳晕颜色还会变深、乳房皮下的静脉明显、乳头明显突出等。

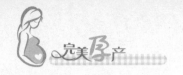

65 怀孕40天左右有阴道出血正常吗?

正常:医生在排除流产、异位妊娠等情况后,就认为是孕卵着床的生理反应,也可能是机体抑制的怀孕初期少量出血。大部分的孕妇在3个孕月以后,胎盘功能开始健全,这种出血便会停止。

异常:流鲜血,出血量超过月经量,特别是伴有腹部疼痛或绞痛时,最好能马上就诊,因为这可能是流产或异位妊娠的征兆。

66 什么是生化妊娠?

生化妊娠是指发生在妊娠5周内的早期流产,血中可以检测到HCG升高,大于25mIU/ml或者尿妊娠试验阳性,但超声检查看不到孕囊,提示受精卵着床失败,又被称为"亚临床流产"。

67 什么是先兆流产?

先兆流产指妊娠28周前,先出现少量的阴道流血、继而出现阵发性下腹痛或腰痛,盆腔检查宫口未开,胎膜完整,无妊娠物排出,子宫大小与孕周相符。

68 怎样推算预产期?

推算时按整个妊娠期280天计算。具体的方法是:预产期月份=末次月经第一天的月份+9或-3,预产期天数=末次月经第一天的天数+7。这样,所计算得出的时间就是预产期。例如,最后一次月经是在2月1日,则月份2+9=11月,日期1+7=8日,那么预产期应该是11月8日。如果末次月经是在 4 月以后，则采取减 3 的方法计算。如末次月经来潮是 4 月 2 日，就是 4 月份 − 3 = 次年 1 月份，2 + 7 = 9 日，即次年 1 月 9 日为预产期。

69 怀孕后为什么要定期做检查？

对大多数妇女来说，怀孕、分娩、产褥期是一个正常的生理过程，可以安全度过。但也有一少部分妇女在这一过程中会出现各种各样的问题，这些异常情况如不及时发现、及时处理会危害母婴的健康与安全，有时甚至导致母婴死亡。

系统的产前检查，能及时掌握孕妈妈和腹中宝宝的健康情况，如果妈妈的身体有不适合怀孕的疾病，或宝宝身体异常，就能做到尽早干预治疗，以保障母亲和胎儿的健康和安全。通过定期产前检查，孕妈妈还能从医生那里获知丰富的孕期保健知识，预测分娩时有无困难，决定分娩的方式，学习科学的分娩技巧，从而避免产时危险，保证生育的平安顺畅。

70 整个孕期要如何检查？

表 1　孕期检查表

次数	孕周	常规项目		
		体格检查及咨询	化验	辅助检查
1	孕 12 周（空腹）	体温、脉搏、呼吸、血压、身高、体重、宫高、病史分析、查体、孕期保健咨询、妇科检查、医生问诊	血常规、ABO 血型 + Rh 血型、生化全项（包含空腹血糖、肝肾功能）、凝血 PT、凝血 APTT、凝血 Fib、尿常规、阴道分泌物常规检查、细菌性阴道病检测（BV）、乙肝五项定性、人类免疫缺陷病毒 HIV、快速梅毒血清反应素试验、淋球菌涂片染色、丙型肝炎抗体测定、甲功五项（FT3, FT4, TSH, T4, TT3）	多普勒听胎心产科超声（10 ~ 14 周 NT 值）心电图检查

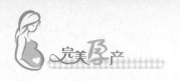
次数	孕周	常规项目		
		体格检查及咨询	化验	辅助检查
2	孕16周（空腹）	体温、脉搏、呼吸、血压、体重、宫高、查体（水肿等）、医生问诊、孕期保健（唐氏筛查知识）、孕期咨询	血常规、尿常规、唐氏筛查	多普勒听胎心
3	孕20周	体温、脉搏、呼吸、血压、体重、宫高、查体（水肿等）、医生问诊、孕期保健（孕期排查）、孕期咨询	血常规、尿常规	产科超声（20~24周畸形大筛查）多普勒听胎心
4	孕24周（空腹）	体温、脉搏、呼吸、血压、体重、宫高、查体（水肿等）、医生问诊、孕期保健知识、孕期咨询	血常规、尿常规口服葡萄糖耐量试验	多普勒听胎心
5	孕28周	体温、脉搏、呼吸、血压、体重、宫高、查体（水肿等）、医生问诊、孕期保健知识、孕期咨询	血常规、尿常规	产科超生单项、多普勒听胎心
6	孕30周	体温、脉搏、呼吸、血压、体重、宫高、查体（水肿等）、医生问诊、孕期保健知识、孕期咨询	尿常规	多普勒听胎心
7	孕32周	体温、脉搏、呼吸、血压、体重、宫高、查体（水肿等）、医生问诊、孕期保健（胎动知识）、孕期咨询	血常规、尿常规	多普勒听胎心
8	孕34周	体温、脉搏、呼吸、血压、体重、宫高、查体（水肿等）、医生问诊、孕期保健（合并症排查、分娩方式）、孕期咨询	尿常规	产科超声（胎儿生长发育测量）B型溶血性链球菌培养＋药敏、骨盆测量、骨盆内诊、多普勒听胎心、胎心监护

续表

次数	孕周	常规项目		
		体格检查及咨询	化验	辅助检查
9	孕36周（空腹）	体温、脉搏、呼吸、血压、体重、宫高、查体（水肿等）、医生问诊、孕期保健（合并症排查、育婴知识）、孕期咨询	血常规、尿常规、肝功能、肾功能、HIV抗体	胎心监护 多普勒听胎心
10	孕37周	体温、脉搏、呼吸、血压、体重、宫高、查体（水肿等）、医生问诊、孕期保健（分娩评估）、孕期咨询、产前鉴定	尿常规	产科超声（胎儿生长发育）、骨盆测量、产科超声单项、胎心监护、多普勒听胎心
11	孕38周	体温、脉搏、呼吸、血压、体重、宫高、查体（水肿等）、医生问诊、孕期保健（产兆知识）、孕期咨询	尿常规	胎心监护 多普勒听胎心
12	孕39周	体温、脉搏、呼吸、血压、体重、宫高、查体（水肿等）、医生问诊、孕期保健（产期评估）、孕期咨询	尿常规	胎心监护 多普勒听胎心
13	孕40周	体温、脉搏、呼吸、血压、体重、宫高、查体（水肿等）、医生问诊、孕期保健（产期评估）、孕期咨询	血常规、凝血三项、尿常规	产科超声（37周后检查全套）、宫颈评分、胎心监护、多普勒听胎心

71 什么是产前筛查？

产前筛查就是用比较经济、简便、对胎儿和孕妇无损伤的检测方法，在

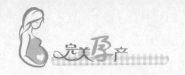

外表正常的孕妇中查找出患有唐氏综合征等严重先天缺陷胎儿的高危个体。对高风险孕妇进一步检查（如抽羊水、诊断性 B 超等），也就是所说的产前诊断。发现严重缺陷的胎儿需要终止妊娠，最大限度地减少异常胎儿的出生。

产前检查方法方便、无创伤。筛查对象是年龄小于 35 周岁的一般孕妇，大于 35 周岁的高龄孕妇，由于染色体疾病的发病率较普通孕妇明显增高，所以建议直接做产前诊断。

现在开展的产前筛查，能筛查的疾病还比较局限，主要是筛查 21－三体综合征、18－三体综合征和神经管畸形三种较常见的先天畸形胎儿，但在检查过程中，也可以发现一些其他方面的疾病、如内脏畸形、严重的心脏病等。

72 什么是唐氏综合征？

唐氏综合征是一种严重的先天性智力障碍，又名"先天愚型"、"21－三体综合征"，是足月新生儿最常见的染色体疾病。患儿生活能力差，给家庭和社会造成了极大的精神和经济损害。

73 什么是 18－三体综合征？

也属于先天性染色体疾病。18－三体综合征的新生儿临床上可以见到头小畸形、小或高腭、低耳位、短胸骨、手呈特殊握拳状。

74 什么是神经管畸形？

神经管畸形是脊柱和大脑发育过程中神经管发育障碍引起的畸形的总称。

神经管闭合不全被称为脊柱裂。神经管内的组织可能会通过未闭合的部位向外突出。如果突出的部分只包含了脊髓膜那就是脊髓脊膜膨出；如果突出的部分也包括脊髓，那就是脊膜脊髓膨出；如果突出的部分包含了脑组织，那就是脑膨出。

开放性神经管缺陷包括无脑儿、开放性脊柱裂等，也是发病率高、病情严重的出生缺陷。

75 产前筛查对胎儿有影响吗？

产前筛查只是从母亲身上抽取 2ml 静脉血，判断胎儿患唐氏综合征或神经管缺陷风险率的高低，对胎儿无创伤性、无任何影响。

76 如何进行产前筛查？

筛查时间是 15～20 周，在知情同意的基础上，予以采血、并记录相关检查信息，然后抽取血样测定相应指标并通过特定软件计算胎儿患病风险和开放性神经管畸形的风险值，判断风险的高与低，风险高者，需行羊水穿刺进一步诊断。对于 35 岁以上的孕妇，原则上已经属于高危人群，应该直接进行羊水穿刺，进行细胞遗传学的诊断，一般在 14～20 周进行。

77 产前筛查的准确性是百分之百吗？

回答是否定的。产前筛查不等于产前诊断，其检出率约为 75%～85%，存在着假阳性和假阴性。由于目前科学技术的局限性和孕妇的个体差异，在筛查结果低危的人群中，也可能遗漏个别的唐氏综合征患儿。

处理方法：唐氏综合征高危、18－三体综合征及 13－三体综合征高危的孕妇建议进行羊水产前诊断。开放性神经管缺陷高危依靠 B 超检查确诊。

78 孕早期妇女膳食指南

孕早期胎儿生长发育速度相对缓慢，但是怀孕早期妊娠反应使其消化功

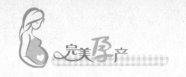

能发生改变，多数妇女怀孕早期可出现恶心、呕吐、食欲下降等症状。因此，怀孕早期的膳食应富营养、少油腻、易消化及可口。妊娠的头 4 周是胎儿神经管分化形成的重要时期，重视预防胎儿神经管畸形也极为重要。在一般人群膳食指南十条基础上，孕早期妇女膳食指南还应补充以下五条内容。

（1）膳食清淡、可口

清淡、可口的膳食能增进食欲，易于消化，并有利于降低怀孕早期的妊娠反应，使孕妇尽可能多地摄取食物，满足其对营养的需要。清淡、可口的食物包括各种新鲜蔬菜和水果、大豆制品、鱼、禽、蛋以及各种谷类制品，可根据孕妇当时的喜好适宜地进行安排。

（2）少食多餐

怀孕早期反应较重的孕妇，不必像常人那样强调饮食的规律性，更不可强制进食，进食的餐次、数量、种类及时间应根据孕妇的食欲和反应的轻重及时进行调整，采取少食多餐的办法，保证进食量。为降低妊娠反应，可口服少量 B 族维生素，以缓解症状。随着孕吐的减轻，应逐步过渡到平衡膳食。

（3）保证摄入足量富含碳水化合物的食物

怀孕早期应尽量多摄入富含碳水化合物的谷类或水果，保证每天至少摄入 150g 碳水化合物（约合谷类 200g）。因妊娠反应严重而完全不能进食的孕妇，应及时就医，以避免因脂肪分解产生酮体对胎儿早期脑发育造成不良影响。

（4）多摄入富含叶酸的食物并补充叶酸?

怀孕早期叶酸缺乏可增加胎儿发生神经管畸形及早产的危险。妇女应从计划妊娠开始尽可能早地多摄取富含叶酸的动物肝脏、深绿色蔬菜及豆类。由于叶酸补充剂比食物中的叶酸能更好地被机体吸收利用，因此建议，受孕后每日应继续补充叶酸 400μg，至整个孕期。叶酸除有助于预防胎儿神经管畸形外，也有利于降低妊娠高脂血症发生的危险。

（5）戒烟、禁酒

孕妇吸烟或经常被动吸烟，烟草中的尼古丁和烟雾中的氰化物、一氧化碳可能导致胎儿缺氧和营养不良、发育迟缓。孕妇饮酒，酒精可以通过胎盘进入胎儿血液，造成胎儿宫内发育不良、中枢神经系统发育异常、智力低下等，称为酒精中毒综合征。为了生育一个健康的婴儿，孕妇应继续戒烟、禁酒，并远离吸烟环境。

79 怀孕早期为什么会出现妊娠反应？

妊娠早期孕酮分泌增加，影响消化系统功能而发生一系列变化：胃肠道平滑肌松弛、张力减弱、蠕动减慢，胃排空及食物肠道停留时间延长，孕妇易出现饱胀感以及便秘；孕期消化液和消化酶（如胃酸和胃蛋白酶）分泌减少，易出现消化不良；由于贲门括约肌松弛，胃内容物可逆流入食道下部，引起"烧心"或反胃。以上种种消化道功能的改变，可导致孕妇出现以消化道症状为主的早孕反应（妊娠反应），如恶心、呕吐、食欲下降等。至孕 12 周后，妊娠反应逐渐减少乃至消失。妊娠反应的原因至今还不完全清楚，一般认为可能与妊娠引起的内分泌变化及植物神经功能失调有关。

80 严重妊娠反应可影响胎儿发育吗？

孕早期胚胎发育相对缓慢，但胚层分化以及器官形成易受营养素缺乏的影响，早孕反应导致的摄食量减少可能引起叶酸、锌、碘等微量营养素缺乏，进而增加胎儿畸形发生的风险。早孕反应导致的摄食量减少还可能引起 B 族维生素缺乏，进而加重妊娠反应；呕吐严重者还可引起体内水及电解质丢失和紊乱；呕吐严重不能进食者，易导致体内脂肪分解，出现酮症酸中毒，影响胎儿神经系统的发育。

81 如何预防或减轻妊娠反应？

针对妊娠反应，膳食应以清淡为宜，选择易消化、能增进食欲的食物。孕早期妇女应少食多餐，尤其是呕吐严重的孕妇，进食可不受时间限制，坚持在呕吐之间进食。为增加进食量，保证能量的摄入，应尽量适应妊娠反应引起的饮食习惯的短期改变，照顾孕妇个人的嗜好，不要片面追求食物的营养价值，待妊娠反应停止后，逐渐纠正。对于一般的妊娠反应，可在保健医

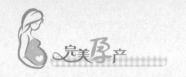

生指导下补充适量的 B 族维生素，以减轻妊娠反应的症状。怀孕早期妇女应注意适当多吃蔬菜、水果、牛奶等富含维生素和矿物质的食物。为减轻恶心、呕吐的症状，可进食面包干、馒头、饼干、鸡蛋等。

82 孕早期缺乏碳水化合物将对母体和胎儿产生不利影响吗？

胎儿组织中脂肪酸氧化酶活力极低，很少利用脂肪供能，葡萄糖几乎成为胎儿能量的唯一来源。母体内的葡萄糖以异化扩散方式进入胎盘，其中46%直接供给胎儿利用，其余大部分在胎盘中合成糖原而被储存。在孕早期，胎儿的肝脏尚未开始发挥作用，需要通过胎盘的糖酵解酶，将储存的糖原转变成葡萄糖再供给胎儿。怀孕早期的妊娠反应常使孕妇处于饥饿状态，尤其是严重孕吐者不能摄取足够的碳水化合物，这意味着机体将动员脂肪分解以产生能量供机体利用，而脂肪分解的代谢产物是酮体，并因此出现酮症或酮症酸中毒。血液中过高的酮体将通过胎盘进入胎儿体内，影响和损伤早期胎儿大脑和神经系统的发育。故孕早期必须保证每日摄取不低于150g的碳水化合物，以保障胎儿的能量需要，也可避免酮症酸中毒对胎儿早期神经系统的不良影响。那些严重呕吐、完全不能进食者，需在医生指导下，通过静脉补充葡萄糖、维生素和矿物质。

83 哪些食物富含碳水化合物？

谷类、薯类和水果富含碳水化合物。谷类一般含碳水化合物约75%，薯类含量为15%~30%，水果含量约10%，其中水果的碳水化合物多为糖，如果糖、葡萄糖和蔗糖，可直接吸收，较快通过胎盘为胎儿利用。

84 孕早期妇女需要补充叶酸吗？

叶酸作为一碳单位（主要是甲基）转移酶的辅酶，在体内参与氨基酸和核苷酸的代谢，是细胞增殖、组织生长和机体发育不可缺少的微量营养素。经动物实验和人群流行病学研究表明，孕早期缺乏叶酸或使用叶酸拮抗剂（如堕胎剂、抗癫痫药等）可引起死胎、流产或胎儿脑和神经管畸形。大量研究证明，妊娠早期孕妇缺乏叶酸是胎儿发生神经管畸形的主要原因之一。怀孕前后摄取足量叶酸，可使神经管畸形发病率降低85%。另一项研究是给曾经生育过神经管畸形婴儿的母亲每日补充叶酸400μg，结果表明，这种补充使下次妊娠时神经管畸形发生率减少了70%。由于胚胎的神经管分化多发生在受精后2~4周，为预防新生儿神经管畸形的发生，孕早期妇女除多摄入叶酸含量丰富的食物外，还应每日补充叶酸400μg。

85 哪些食物富含叶酸？

叶酸的良好来源有动物肝脏、鸡蛋、豆类、绿叶蔬菜、水果及坚果等。

86 为什么孕妇容易有焦虑症？

怀孕期间，孕妇全身各系统都会有相应的生理改变，其中精神与神经系统的正常调节规律易失衡被破坏。在重男轻女的家庭中，孕妇更容易心情紧张、焦虑不安，不知自己怀的是男孩，还是女孩。部分孕妇对怀孕和生产感到不安或恐惧，怕痛、怕手术、怕难产等等，这些生理与心理上的变化，最终会使得不少怀孕妇女患上焦虑症，出现烦躁、易激动、失眠、食欲差等症状，很不利于母体和胎儿的身心健康。

87 孕妇吸烟有什么危害？

据报道，吸烟的孕妇在临产时出现胎盘早剥、出血、早破水等合并症的几率比非吸烟孕妇高1~2倍。怀孕后，处于主动或被动吸烟状态的孕妇，烟雾中的尼古丁可使子宫与胎盘的小血管收缩，使胎儿处于缺血缺氧的状态，

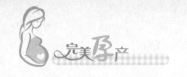

引起畸胎或死胎；烟雾中的氰化物可导致新生儿先天性心脏病、腭裂、唇裂、智力低下等；烟雾中的一氧化碳也长期刺激呼吸系统，致孕妇睡觉打鼾，打鼾除使人缺氧、诱发呼吸系统疾病外，也增加孕妇患妊娠高血压的几率，严重者还可诱发子痫。烟草和烟雾中含有大量的有毒物质，除大家所熟知的尼古丁外，还有氢氰酸、氨、一氧化碳、二氧化碳、吡啶、芳香族化合物和焦油等。这些有毒物质可以随着烟雾被吸收到母体血液中，使母体血和胎盘血氧含量降低，致胎儿缺氧，进而导致生长发育迟缓。流行病学调查发现，吸烟孕妇所生低体重儿（体重低于2500g）是不吸烟妇女的2倍，吸烟者生产无脑儿、腭裂、唇裂、痴呆和体格发育障碍等畸形儿是不吸烟者的2.5倍，怀孕期间吸烟的妇女生下的婴儿发生猝死的危险性要比不吸烟妇女的婴儿高3倍。英国对14893名孕妇进行的一项调查显示，吸烟妇女比不吸烟孕妇更易发生流产、早产和死胎。丹麦进行的一次大规模调查证实，30%～40%的婴儿猝死与他们的母亲在怀孕期间吸烟有关，调查还发现，妇女怀孕期间吸烟会损害她们女儿成年后的生育能力。因此，孕妇应戒烟。

88 孕妇饮酒对胎儿有什么危害？

孕妇饮酒容易使胎儿患酒精中毒综合征。这种中毒胎儿的典型特征是：体重低、心脏及四肢畸形、中枢神经系统发育低下、智力低下等。曾有人认为孕妇适量喝酒对胎儿影响不大，只有到酗酒的程度才会引起胎儿酒精中毒，但最新研究结果表明，孕妇体内的低量酒精也会对胎儿造成伤害。英国专家的一项研究结果显示，孕妇平均一周喝4～5杯葡萄酒，即会损害胎儿的脑干神经，引起儿童期多动症和低智商。为了生育一个健康的宝宝，孕妇应禁酒。

89 孕期要注意避免哪些致畸因素？

（1）避免滥用药

孕妇用药有很多禁忌，有些药物对胎儿危害较大甚至可导致胎儿畸形。致畸药物有很多，通常有以下几类药物：①某些抗生素类药物，②抗疟药，

③治疗糖尿病类的药物，④巴比妥类及其他镇静催眠药物，⑤抗癌类药物，⑥激素类药物，⑦抗凝血药物等。

（2）避免病毒感染

病毒可以通过胎盘感染胎儿，导致胎儿畸形。风疹、流感、单纯疱疹、巨细胞病毒和水痘病毒均可引起流产、死胎。尤其是风疹病毒，是一种最严重的致畸因素。

（3）避免接触有害物质

磷、铅、苯、砷、亚硝酸盐、油漆等化学物质，孕妇接触时间越长、量越大，对胎儿危害性就越大。怀孕期还不宜直接接触汽油，汽油中加了四乙基铅，汽油燃烧时，铅随废气排出。微量的铅可造成胎儿生长发育明显抑制，出生的婴儿体重轻、智力差。为安全起见，孕妇最好远离汽油废气环境。

（4）避免射线辐射

X射线及同位素放射线可造成流产、死胎、胎儿畸形。怀孕期应禁止X线照射。

（5）避免吸烟喝酒

母亲吸烟的新生儿体重比母亲不吸烟的新生儿平均轻200g。酒易引起流产、早产、胎儿死亡和新生儿死亡、妊娠并发症等。所以，要做父母的朋友们，为了您有一个健康可爱的小宝宝，请戒烟戒酒。

（6）避免噪音

噪音可影响孕妇神经系统的机能，还可使胎心加快，胎动增加，对胎儿极为不利。高分贝噪音可损害胎儿的听觉器官，并使孕妇内分泌功能紊乱，诱发子宫收缩而引起早产、流产、新生儿体重减轻及先天性畸形。胎儿内耳受到噪音影响，可严重影响大脑的发育，使脑的部分区域受损。因此，孕妇应尽量避免噪音的影响为好。

90 孕中、末期饮食方面应该注意什么？

从孕中期开始胎儿进入快速生长发育期，直至分娩。与胎儿的生长发育相适应，母体的子宫、乳腺等生殖器官也逐渐发育，并且母体还需要为产后泌乳开始储备能量以及营养素。因此，孕中、末期均需要相应增加食物量，

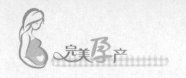

以满足孕妇显著增加的营养素需要。在一般人群膳食指南十条基础上，孕中、末期妇女膳食指南增加以下五条内容。

（1）适当增加鱼、禽、蛋、瘦肉、海产品的摄入量

鱼、禽、蛋、瘦肉是优质蛋白质的良好来源，其中鱼类除了提供优质蛋白质外，还可提供 ω－3 多不饱和脂肪酸（如二十二碳六烯酸），这对孕 20 周后胎儿脑和视网膜功能发育极为重要。蛋类尤其是蛋黄，是卵磷脂、维生素 A 和维生素 B_2 的良好来源。建议孕中、末期每日增加总计约 50～100g 的鱼、禽、蛋、瘦肉的摄入量，鱼类作为动物性食物的首选，每周最好能摄入 2～3 次，每天还应摄入 1 个鸡蛋。除食用加碘盐外，每周至少进食一次海产品，以满足孕期碘的需要。

要从孕中期开始增加鱼、禽、蛋、瘦肉的摄入。孕中期开始孕妇体重进入快速增长期。孕期体重的明显增加是从孕 10 周开始直至分娩，孕 10～20 周，增重 3350g，孕 20～30 周增重 4500g，孕 30～40 周增重 4000g，从孕 10 周开始，月平均增重 335～450g。上述数据显示，孕期食物消费量和营养的增加应从孕中期开始。

孕妇体重增加的构成包括胎儿、胎盘、羊水、子宫、乳腺、血液等，而能量和蛋白质需要的增加是体重增加的物质基础。2000 年《中国居民膳食营养素参考摄入量》建议孕期妇女能量应从孕中期开始每日增加 0.84MJ（200kcal），建议孕中期每天增加蛋白质 15g、孕末期每天增加蛋白质 20g。提示从孕中期开始每日应增加总量约 50～100g 的鱼、禽、蛋、瘦肉，以满足孕妇及胎儿生长发育对优质蛋白质的需要。

（2）适当增加奶类的摄入

奶或奶制品富含蛋白质，对孕期蛋白质的补充具有重要意义。同时也是钙的良好来源。由于中国传统膳食不含或少有奶制品，每日膳食钙的摄入量仅 400mg 左右，远低于建议的钙适宜摄入量。从孕中期开始，每日至少摄入 250ml 的牛奶或相当量的奶制品及补充 300mg 的钙，或喝 400～500ml 的低脂牛奶，以满足钙的需要。

孕 20 周后胎儿骨骼生长加快，孕 28 周胎儿骨骼开始钙化，仅胎儿体内每日需沉积约 110mg 的钙，钙需要量明显增加。据报道，孕期吃传统中国膳食（不含牛奶）的妇女，产后骨密度比同龄非孕妇女下降 16%，并且孕期低钙摄入也增加发生妊娠高血压综合征的危险。2000 年《中国居民膳食营养素参考摄入量》建议，孕中期钙的适宜摄入量为 1000mg/d，孕末期为 1200mg/d。由于中国传统膳食不含或少有奶制品，每日膳食钙的摄入量不到适宜摄入量的一半。因此，从孕中期开始，每日至少摄入 250ml 的牛奶或相当量的奶制品及补充 300mg 的钙，或喝 450~500ml 的低脂牛奶，以满足钙的需要。

(3) 常吃含铁丰富的食物

伴随着从孕中期开始的血容量和血红蛋白的增加，孕妇成为缺铁性贫血的高危人群。此外，基于胎儿铁储备的需要，宜从孕中期开始增加铁的摄入量，建议常摄入含铁丰富的食物，如动物血、肝脏、瘦肉等，必要时可在医生指导下补充小剂量的铁剂。同时，注意多摄入富含维生素 C 的蔬菜、水果，或在补充铁剂时补充维生素 C，以促进铁的吸收和利用。

孕妇至孕 28~32 周，其血浆容积增加达峰值，最大增加量为 50%，约 1.3~1.5L，红细胞和血红蛋白的量也增加，至分娩时达最大值，增加量约 20%。2002 年中国居民营养与健康状况调查结果显示，孕期缺铁性贫血仍然是我国孕妇的常见病和多发病，发生率约 30%。孕期还需为胎儿储备铁以满足产后 1~4 月龄婴儿对铁的需要。因此，孕中、末期应关注改善铁的营养状况，建议多摄入含铁丰富的动物性食物，如动物血、肝脏、瘦肉等。孕妇血红蛋白低于 100g/L 时，应在医生指导下补充小剂量的铁（每天 10~20mg）。

(4) 适量身体活动，维持体重的适宜增长

由于孕期对多种微量营养素需要的增加大于能量需要的增加，通过增加食物摄入量以满足微量营养素的需要极有可能引起体重过多增长，并因此会增加发生妊娠糖尿病和出生巨大儿的风险。因此，孕妇应适时监测自身的体重，并根据体重增长的速率适当调节食物摄入量。也应根据自身的体能每天进行不少于 30 分钟的低强度身体活动，最好是 1~2 小时的户外活动，如散步、做体操等，因为适宜的身体活动有利于维持体重的适宜增长和自然分娩，户外活动还有助于改善维生素 D 的营养状况，以促进胎儿骨骼的发育和母体自身的骨骼健康。

孕妇的体重是反映孕妇营养的重要标志。孕期过多的体重增长将增加难产的危险；孕期过少的体重增长，除影响母体健康外，还可导致胎儿营养不良并影响其成年后的健康状况。随着生活条件的改善，孕期妇女的日常工作量和活动量明显减少，容易发生能量摄入与消耗失衡，再加上多数居民认识

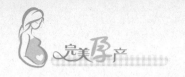

上的误区，认为胎儿越重越好，使肥胖孕妇及巨大儿出生率明显增高。新生儿出生体重大于4kg被称为巨大儿，容易发生低血糖等多种并发症；即使产后没有立即表现出来，成年后继发肥胖、高血脂、高血压、心脑血管疾病、糖尿病等疾病的危险性明显增加。孕期母亲体重增长过多是胎儿出生体重过高的决定因素。为生育一个健康的宝宝，在孕期应关注和监测体重变化，并根据体重增长情况适当调节食物摄入量。为维持体重的正常增长，适宜强度的运动也是不可缺少的。

（5）禁烟戒酒，少吃刺激性食物

烟草、酒精对胚胎发育的各个阶段都有明显的毒性作用，如容易引起早产、流产、胎儿畸形等。有吸烟、饮酒习惯的妇女，孕期必须禁烟戒酒，并要远离吸烟环境。浓茶、咖啡应尽量避免，刺激性食物亦应尽量少吃。

91 孕期选择动物性食物为什么应首选鱼类？

人类脑组织是全身含磷脂最多的组织，从孕20周开始，胎儿脑细胞分裂加快加速，作为脑细胞结构和功能成分的磷脂需要量增加，而磷脂上的长链多不饱和脂肪酸如花生四烯酸（ARA）、二十二碳六烯酸（DHA）为脑细胞生长和发育所必需。胎儿发育所需要的ARA、DHA在母体体内可分别由必需脂肪酸亚油酸和 α -亚麻酸合成，也可由鱼类、蛋类等食物直接提供。胎盘对长链多不饱和脂肪酸有特别的运送能力。大量的研究证实，孕中、末期妇女缺乏ARA、DHA，其血浆中ARA、DHA水平会下降。此外，鱼类的脂肪含量相对较低，选择鱼类可避免因孕中、末期动物性食物摄入量增加而引起的脂肪和能量摄入过多的问题。因此将鱼类排在动物性食物之首位，以更好地满足孕中期以及末期对 ω -3多不饱和脂肪酸的特别需要。

92 孕妇增加多少体重是适宜的？

体重适宜增加的目标值因孕前体重而异：

（1）孕前体重超过标准体重20%的女性，孕期体重增加以7~9kg为宜，孕中期开始每周体重增加不宜超过 300g；

（2）孕前体重正常，孕期体重增加的适宜值为 12kg。孕中期开始每周体重增加为 400g；

（3）孕前体重低于标准体重 10% 的女性，孕期体重增加的目标值为 14 ~ 15kg，孕中期开始每周体重增加为 500g。孕前标准体重可用下面公式粗略估计，孕前标准体重（kg）= 身高（cm）- 105，孕前标准体重（kg）数值 ± 10% 都在正常范围。

93 孕期体重怎么观察？

整个妊娠期孕妇体重约增加 12kg，前 20 周约 4kg，以后每周约 400g 左右，即后 20 周增 8kg，若每周增长小于 300g 或者大于 500g，就应予以重视。

94 怀孕期间哪些东西不能吃？

怀孕期间需戒酒、咖啡、茶等含有咖啡因和酒精的饮品；需避免腌制、熏制的食物，因亚硝酸盐含量较高，容易转变成致癌物质，亚硝酸对母体及胎儿不利；需少吃山楂，因山楂有兴奋子宫的作用，大量食用有流产的危险。

95 何时开始补钙？

孕妇应该从 4 个月（孕中期）的时候开始补钙。在孕早期，胎儿发育还不明显，孕妇所需的钙质与一般成年人的相当，不需要特别补钙。从孕中期开始，胎儿发育迅速，孕妇就应该适当补钙满足胎儿发育的需要。

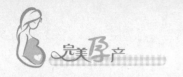

96 为何要补钙呢?

孕妇缺钙可出现以下症状: 小腿抽筋、牙齿松动、妊娠期高血压综合征、关节疼痛、骨盆疼痛等; 而胎儿缺钙容易得先天性佝偻病。

97 饮食中怎么补钙?

每天早、晚喝牛奶各 250g, 可补钙约 600mg, 牛奶是孕妇补钙最常用的方式。增加摄入含钙丰富的食物, 如鱼、虾及其制品等。

除此之外, 我们还需注意一些孕妇补钙的小诀窍, 首先孕妇补钙宜少量多次; 补钙最佳时间应是在睡觉前、两餐之间。注意要距离睡觉有一段的时间, 最好是晚饭后休息半小时即可; 补钙同时适量补充维生素 D。

98 怀孕 12 周前可以运动吗?

孕早期 (怀孕的 1~3 个月), 由于胚胎刚刚种植到宫腔中, 胎盘尚未完全形成, 所以宝宝和妈妈的连接还不稳定, 这时候比较容易发生流产, 因此这个阶段的孕妇应该注意休息, 避免剧烈运动, 但并不是说这个阶段的孕妇就不能动了, 相反, 适当的运动对孕妇和胎儿都是有好处的。

99 孕 20~37 周要如何运动?

孕中期 3 个月, 胎儿着床已稳定, 孕妇可根据个人体质及过去的锻炼情况适当加大运动量, 进行力所能及的锻炼, 如游泳、孕妇体操、瑜伽等。虽然此时运动量可以适量增加, 仍切忌进行跑、跳等容易失去平衡的剧烈运动。

100 孕晚期怎样运动有助于分娩?

（1）散步：散步是孕妇首选的运动方式。散步的运动幅度不大，并且不需要借助其他道具，简单易行。散步能够有效增强孕妇的心血管功能，帮助孕妇拥有好心情。孕妇不妨在家人的陪伴下每天散步，聊聊天，放松心情。在孕晚期，散步还可以帮助胎儿下降入盆，松弛骨盆韧带，为分娩做好准备。散步要注意速度，最好控制在 4 公里/小时，每天一次，每次 30 ~ 40 分钟，步速和时间要循序渐进。

（2）瑜伽：瑜伽是加强肢体柔韧性比较有效的方式，能够让肢体更加灵活，缓解肢体的压力。

（3）伸展运动：伸展运动能够有效预防肌肉拉伤，让身体变得更加放松与灵活。

101 孕晚期孕妇为何要多做呼吸练习?

孕妇可以多做呼吸练习，这可以帮助孕妇放松和保持安静，也有助于在分娩过程中配合宫缩，因此孕妇最好经常进行这种练习。浅呼吸：孕妇最好坐在地板上，双腿在身前交叉，腰背挺直，用口呼气吸气。深呼吸：双腿在身前交叉，以舒适的姿势坐在地板上，腰背挺直，用鼻孔深吸气，缓慢呼出，重复练习。

102 孕晚期怎样进行盆底肌练习?

怀孕期间孕妇的盆底肌肉很可能被削弱，因此加强这些肌肉的力量，对孕妇以及生产都很重要。每天最好练习 300 ~ 350 次。孕妇要像小便憋尿那样用力收紧肌肉，尽可能地多坚持一些时间，然后放松，重复 30 次。感觉疲劳的时候可以休息一下。

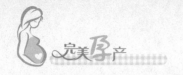

103 孕妇穿着要注意什么?

孕妇应避免穿紧身衣裤、牛仔裤、口过紧的丝袜等,不要穿高跟鞋。怀孕期间的衣着,最主要是穿起来要舒适,所以吸汗而透气的棉质衣物是最好的选择。

104 怀孕中晚期的坐卧有何要求?

孕期必须保证有足够的睡眠时间来达到休息的目的。一般每天晚上至少要保证 8~9 个小时的睡眠,如有条件,可以下午睡 1~2 个小时。

到了孕期的中晚期,孕妇应注意坐立姿势,背要直,腰部收紧。当提东西时,先屈膝,不可直接弯腰,以免腰痛。起床时,先侧身,再用手帮助支起上身。睡觉时,孕中期以后孕妇的最佳睡姿是左侧卧位,因子宫右旋,但因部分孕妇子宫位置并非右旋,所以睡眠以舒适为宜,切忌长时间一个睡姿。

105 什么是胎动?

胎动指胎儿在子宫腔里的活动冲击到子宫壁的动作。怀孕满 16~20 周左右母体可开始感到胎儿的活动,胎儿在子宫内伸手、踢腿、冲击子宫壁,这就是胎动。胎动的次数多少、快慢、强弱等表示胎儿的安危。

106 为什么要自数胎动?

胎动是了解胎儿在宫内情况的一个重要指标,通过胎动可以了解胎儿在宫内的情况,胎动减少是胎儿宫内缺氧的一种信号。胎动减少常见于胎盘功能减弱、胎儿宫内慢性缺氧,是胎儿宫内窘迫的重要指标。胎动完全停止后,24~48 小时内胎心也会消失,因此孕妇要注意这一点,发生情况及时到医院,以免延误抢救时机，但是胎动过频往往是胎动消失的前驱症状，也要予以重视。

107 怎样自数胎动？

从妊娠30周开始，每天早、中、晚3次，每次数1小时。要求在安静的状态下，取侧卧位或坐位，双手置于腹部，如连续几下中间无间歇算一次。1小时完毕后，将3次胎动次数相加，再乘以4，即为12小时胎动数。正常胎动为3~5次/小时。正常12小时胎动数大于30次，如少于30次，提示胎儿在宫内可能发生异常；若少于20次，则提示胎儿宫内明显缺氧。一旦发现异常，需立即到医院就诊。

108 孕期为什么容易便秘？

怀孕以后受胎盘产生的孕激素的影响，肠蠕动变慢，并且子宫不断增大，把腹腔内的肠管推向上方和两侧，使肠蠕动受到限制，加上怀孕后活动减少，孕后期胎儿压迫直肠等原因，使粪便在大肠内停留的时间过长，水分逐渐被吸收，粪便干结而造成便秘。

所以，孕期应多进食粗纤维的蔬菜，多吃水果，可饮用蜂蜜水协助排便。养成定时排便的好习惯。如果还不能奏效，可在医生的指导下，使用一些缓泻剂和直肠润滑剂，如甘油栓等。但在妊娠期，特别是妊娠晚期决不能滥用泻药，以免引起宫缩，造成流产或早产。

109 发生便秘怎么办？

①喝水：坚持每天早晨空腹喝一杯温开水；适当喝一些蜂蜜水。

②摄入膳食纤维：多吃富含膳食纤维的蔬菜、水果以及芝麻、核桃等润肠食物。注意饮食调理，避免食用辛辣食物和易胀气的食物。

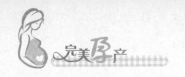

③养成每日定时排便的良好习惯：有排便意识时应立即排出，不要强忍。

④运动：保证健康的生活方式多散步，以帮助肠蠕动；减少久站和久坐的时间，保持血液循环畅通；保证充足的睡眠，身心放松。

⑤慎用药：若大便仍无法通畅，建议使用少量开塞露，并注意用量和次数，不要引起腹泻；必要时可以遵医嘱口服缓泻剂，如麻仁丸等，但是禁止用那些峻泻剂及灌肠，避免腹泻过度引起流产和早产。

110 孕晚期为何容易发生痔疮？

少数准妈妈从怀孕初期就开始受便秘的困扰，而多数都是发生在孕中期。便秘严重时，便会引发痔疮。当然，子宫的压迫导致骨盆静脉血液回流受阻也增加了患痔疮的可能。如果患了痔疮，准妈妈不可擅自使用痔疮栓之类的药物，需向医生咨询，确定其是否对母体和胎宝宝有害。

111 孕期为什么容易发生牙周炎？

有些女性怀孕后，牙龈会有出血的现象。甚至全口牙龈浮肿，齿间的牙龈乳头部还可能有紫红色、蘑菇样的增生物。只要轻轻一碰，脆软的牙龈就会破裂出血，出血量也较多，且难以止住，严重者还会出现疼痛不适和牙龈萎缩。这种怪毛病，称为妊娠牙周炎，多见于妊娠早期。

引起孕妇牙周发炎的原因，以孕后体内雌、孕激素增多使牙龈血管发生变化为基础，外加其他因素作祟，像不注意口腔卫生、有牙垢沉积、牙齿排列不整齐或张口呼吸等等。尽管妊娠期牙周炎并非每个孕妇都会发生，但从近年来的调查数据显示，孕妇在孕期、哺乳期患有妊娠期牙周炎的个案逐年上升。妊娠期牙周炎通常在怀孕第二个月开始出现，在第八个月时随激素分泌浓度达到高峰变得更加严重。

112 如何预防妊娠期牙周炎的发生？

首先，最好在准备怀孕的时候就进行一次全面的口腔健康检查。定期进行口腔健康检查，发现早期的病变，及时治疗，同时听取牙科医生的建议，采取必要的龋病、牙周疾病预防措施，对孕妇也具有特殊的意义。龋病和牙周炎发展到比较严重的阶段，在怀孕期间治疗会受到一定限制，所以应该在怀孕之前积极地将口腔中的龋病和牙周疾病进行彻底的治疗，以便随后排除隐患，安心地孕育宝宝。

孕妇预防牙龈炎一定要加强口腔卫生护理。以前有牙龈炎的应该请口腔科医生进行正规的治疗，并且按照医生的建议维护好自己的口腔卫生。在这一段时间尤其要注意有效的刷牙，每天刷牙两次，每次刷牙 3 分钟。对牙龈有炎症的孕妇，可以使用含药物的牙膏，还可以选择药物漱口水含漱，帮助控制牙龈炎症的发展。

113 牙周炎为什么会导致早产？

有比较充分的证据表明，准妈妈患有牙周病可能会导致胎儿早产或出生时低体重。临床上有很多女性不重视孕前口腔的保健，导致怀孕期间患上各种牙病，严重时需要手术切开排脓及服用消炎药治疗，可能对胎儿有严重的影响。

口腔内的细菌有 500 多种，与牙周病相关的细菌有 10 多种，其中对牙周破坏力最强的是厌氧性细菌。人们对口腔卫生不注意，使细菌在牙齿与牙龈接缝处渐渐堆积，产生牙菌斑。这些牙菌斑刺激牙龈，造成牙龈炎，进一步发展为牙周炎。由于孕期抵抗力下降，怀孕妇女易发生牙龈炎、牙周炎。患有牙周炎的准妈妈，口腔中的致病菌及其产生的某些有害物质，可以在咀嚼或刷牙时，通过牙根或牙周组织上的缺损口进入血液循环，促使人体释放诱发子宫收缩的物质，如前列腺素，尤其是在怀孕的第九个月，前列腺素水平会明显增高，可引发准妈妈早产或生下体重过轻的婴儿。

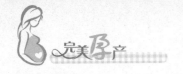

114 怎样预防牙周炎？

女性怀孕前应先看看牙。孕前应清除口腔内软垢、牙石、洗牙减少口腔内细菌数量；对龋齿及时充填或做牙髓治疗，预防牙病的发展；对口内没有保留价值的牙齿如烂牙、移位牙、长歪的智齿应尽早拔除，避免形成病灶；对口内缺损的牙齿，及时修复。

115 孕期发生感冒对胎儿有影响吗？

一般的感冒，症状较轻，如流清涕，打喷嚏，对胎儿影响不大，也不必服药，休息几天就会好的。但在怀孕早期（5～14周），主要是胎儿胚胎发育器官形成的时间，若患流行性感冒，且症状较重，则对胎儿影响较大，此间服药对胎儿也有较大风险。

116 怎样预防感冒？

（1）忌着凉：感冒后，如果再着凉必会加重病情，所以孕中期感冒应该防止着凉，注意保暖。每晚用较热的水泡脚15分钟，水量要没过脚面，泡后双脚要发红。

（2）忌吹凉风：有时孕妇贪吹风，更容易加重病情。孕妇感冒初起时，可用电吹风对着太阳穴吹3～5分钟热风，每日数次，可减轻症状。

（3）忌长期呆在封闭的空间里：起床后居室宜开窗透换新鲜空气，上班后办公室亦应注意室内空气流通。由于流感主要通过空气飞沫经呼吸道传播，消毒专家指出，通风是最好的消毒。另外，应避免在室内吸烟，以保留一方清新的空间。

（4）减少大型集会活动，不要出没在人群集聚的公共场所以减少感染机会。人多拥挤的公共场所如公共汽车等场合尤需注意通气，尽量不用空调。

（5）注意气温变化而增减衣服，外出时提倡戴口罩，避免外感风寒。及时医治易诱发流感的疾病如营养不良、贫血等病以防双重感染。

117 孕妇感冒哪些药可以用?

如果孕妇感冒严重到了一定要用药物的地步,可以在医生指导下,适当服用一些毒性小的中药类药物,温和的中药配方同样可以达到治疗孕妇感冒的目的,而且毒副作用相对于西药要小。例如板蓝根、双花、感冒冲剂。

为了孕妇和宝宝的健康,还是建议孕妇感冒及时到医院就诊,不要自己乱用药,若必须使用,则应在医生指导下。

118 哪些感冒药孕妇禁用?

孕期禁用的感冒药有很多的,大多数西药成分的感冒药在孕期是禁用的,比如常见的有速效伤风胶囊、感冒通、康泰克、白加黑、康必得、感康、快克等等。如果您在怀孕期间感冒了,最好在医生的指导下谨慎使用药物,确保胎儿健康。

119 孕期能否有性生活?

怀孕中期,胎盘已形成,妊娠较稳定;早孕反应也过去了,性欲增加,可以适度地过性生活。但性生活也不是多多益善,需合理安排,对性交姿势与频率要加以注意,避免对胎儿产生不良影响。

120 什么阶段不可以同房? 为什么?

妊娠早期(12周内)和妊娠晚期(第28周)是要避免同房的。妊娠早期一方面由于胎盘尚未发育成熟,胎盘与子宫壁的连接还不紧密,另一方面孕激素分

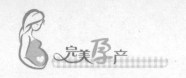

泌不足，不能给予胚胎强有力的维护，此时进行性生活，可能会造成流产。

妊娠晚期（28 周以后），孕妇腹部明显膨隆，体型和体重发生明显变化，子宫敏感性增加，任何外来刺激即使是轻度冲击都易于引起子宫收缩，引发早产。妊娠晚期进行同房还可引起胎膜早破和感染，增加分娩风险。

121 哪些情况禁止同房？

（1）过去曾有流产的经历

如果准妈妈过去曾经流产过，那么医师会建议孕妇怀孕前几个月最好禁止性生活，直到流产的危险期过去为止。

（2）已有流产的威胁存在时

如果准妈妈在性交当时或之后有阴道流血的情形，或有下腹疼痛的现象，应找医师检查一下，若有流产的迹象，应暂时停止性生活。

（3）准爸爸患有性病

性病的病菌会在性交时传染给孕妇及胎儿，因此在彻底治愈之前，应禁止性生活。

122 孕期什么情况下需要及时就医？

（1）频繁而剧烈的呕吐，吃什么吐什么，甚至滴水不进，会导致脱水和电解质紊乱，危害母子安全。

（2）下腹部疼痛，腹痛呈阵发性，有下坠感，伴腰酸，特别是伴有阴道流血出现，很可能是流产或早产的先兆，或是前置胎盘征象。

（3）严重浮肿，怀孕中、后期，孕妇下肢轻度浮肿，无其他不适，属正常现象，不必介意。但如果浮肿严重，并伴有血压升高等现象，应考虑妊娠中毒，需去医院检查。

（4）体重增长过快，如每周增长超过 400g 可能是双胎或羊水过多，也可能是葡萄胎或妊娠中毒症，对于后两者绝不可以掉以轻心。

（5）小便异常，如小便伴有灼痛感或伴有腹痛、发冷或发烧，可能是患了泌尿系统感染，需及时就医。

（6）心慌气短，如果轻度活动或静止状态也出现明显心慌气短，或心悸气短不能平卧，应考虑到是否并发心脏病，要尽早诊治。

（7）发烧、淋巴结肿大，出现这种情况，很可能是感染了某种疾病，要尽早就医。

（8）乏力、黄疸及食欲低下，多为病毒性肝炎的重要症状，要立即就医。

（9）阴道流出水样物或流血，阴道流出水样物应注意是否为羊水流出，要警惕胎膜早破和早产的危险。整个孕期如出现阴道流血，都属异常，不可轻视。如伴有小腹痛，就考虑为流产、宫外孕、胎盘早剥或早产，要及早就医。

123 孕期呕吐怎么办？

妊娠反应一般在妊娠第5周出现，晨起恶心、呕吐，喜吃酸味食品。其产生原因不明确，受精神因素的影响很大，因此要缓解妊娠反应，创造舒适的环境非常重要，家人尤其是丈夫要特别关心孕妇，陪孕妇聊天，一起散步，尽量让孕妇有一个轻松愉快的心情。

饮食上，要选择孕妇爱吃的食物，如水果、蔬菜、牛奶、汤类等含水分多的食物，少量多次吃。晨起准备一些饼干等甜食，利用酸性食物刺激食欲如凉拌菜等。如果反应严重，引起营养不良，则要前往医院就诊，必要时住院治疗。

124 孕期为什么会出现浮肿？

引起妊娠水肿的原因很多，轻度水肿大部分并非异常而属于妊娠生理现象，是由于增大的子宫压迫下腔静脉，影响下肢静脉回流心脏，引起下肢的轻微、局部的水肿，经过夜晚的平卧休息，一般都有减轻，有晨轻暮重的特点。但是，某些孕妇的水肿可能是由于疾病所致。

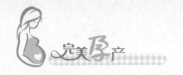

125 孕期浮肿怎么办呢?

虽然大部分孕期水肿都是生理现象,但是不能漠然视之,需要采取措施以预防其发生,避免其加重。孕期应注意休息,每天卧床休息至少9~10小时,中午最好平卧休息1小时,左侧卧位利于水肿消退,睡觉时把下肢稍垫高可以缓解症状。饮食不宜太咸。要定期产检,监测血压、体重和尿蛋白的情况,注意有无贫血和营养不良,必要时要进行利尿等治疗。

126 孕期为什么会腰酸背痛?

由于巨大的生理变化,过半数的孕妇在怀孕期间会发生轻微的腰背痛,这是由于腹部增大隆起身体重心后移,腰背肌肉紧张负担加重而妊娠期激素导致骨盆关节松弛造成的,属妊娠期常见症状并非疾病。

127 孕期腰酸背痛如何护理呢?

(1)站立时骨盆稍后倾,抬起上半身,肩稍向后落下,避免长时间站立。

(2)坐时后腰要舒服地靠在椅背上,上半身要伸直,不要长时间坐无靠背的板凳。

(3)行走时全身放松,不要穿高跟鞋。

(4)睡眠可采用卷曲侧卧姿势,仰卧时将枕头垫于膝关节下,翻身时常出现剧痛,家人扶一把会好很多。

128 孕期为什么会出现腿抽筋的情况呢?

孕妇和哺乳期的妇女为满足胎儿或乳儿发育,需要的钙较平常人更多。如果饮食中摄取钙不足,血钙浓度低,就容易发生小腿"抽筋"。多发生于怀孕 7 个多月后，或是在熟睡醒来时，或是在长时间坐着，伸懒腰伸直双腿时。

129 孕期腿抽筋怎么办呢？

立即站在地面上蹬直抽筋的那条腿；或是坐着，将抽筋的那条腿蹬在墙上，蹬直；或请身边亲友将抽筋的腿部拉直、轻揉按摩。总之，使小腿蹬直，肌肉绷紧，再加上局部按摩小腿肌肉，既可以缓解疼痛甚至使疼痛立即消失。此外，孕妇和哺乳期妇女要注意补钙和维生素 D。

130 什么是妊娠高血压？

孕 20 周后发生高血压（血压 ≥140/90mmHg），称为妊娠高血压。妊娠高血压与出血、感染构成了孕产妇致命的三大妊娠合并症。

131 为什么会患妊娠高血压？

关于妊娠高血压的发病原因，多年来，国内、外的科学工作者做了大量的研究，提出了许多学说，但到目前为止，还没有一个公认的、能解释疾病全过程的原因。但是通过大量的临床观察发现，有一些孕妇是妊娠高血压的高发人群。

首先初产妇容易患妊娠高血压，80% ~90% 的妊娠高血压患者是初产妇。其次有明显的家族史，如果孕妇的母亲或姐妹有妊娠高血压病史，该孕妇发生妊娠高血压的可能性是正常人群的 3 倍。还有年龄小于 20 岁或大于 35 岁的孕妇，妊娠后也容易患妊娠高血压。此外，多胎妊娠、羊水过多的孕妇也易患妊娠高血压。慢性高血压、肾病和糖尿病的患者也是妊娠高血压疾病的高发人群，并且容易遗留长久的高血压和肾功损害。所以有以上高危因素的妇女，怀孕后更应定期进行产前检查，警惕妊娠高血压的发生，及早发现、及早治疗。有高血压、肾病、糖尿病的患者应先征得产科医生的同意后，才能

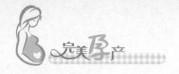
怀孕。

132 妊娠高血压能预防吗？

由于妊娠高血压的病因不清楚，所以很难预防该病，但是如果能够早发现，早治疗，是可以防止轻度、中度妊娠高血压继续发展为重度妊高征的。真正造成母体抽搐，重要脏器损害，引起眼底出血、胎盘早剥、孕产妇死亡和胎儿死亡的，往往是重度妊娠高血压疾病。所以只要按时进行产前检查，尤其是前面讲过的妊娠高血压疾病的高发人群，要警惕有妊娠高血压疾病发生的可能，尽量早诊断、早治疗，把病情控制住，使其不再向重度妊高征发展，孕妇还是能够安全度过整个孕期的，从而保证母亲和婴儿的安全。所以孕妇应重视每一次产前检查。诊断怀孕后，孕 12 周之前的第一次检查是很重要的，它能了解孕妇的基础血压情况，是不是原来就有高血压，在妊娠过程中是否有升高，升高了多少。医生就会心中有数，从而给予相应的治疗。

133 得了妊娠高血压应该怎么办？

在产前检查的过程中，如果医生发现孕妇的血压升高，尿中出现蛋白，并已经超出正常范围，或者可能合并有下肢或身体的水肿，就会诊断孕妇患了妊娠高血压。这时医生会向病人交代一下病情，告诉病人需要注意的问题，会给病人开一些药物回去服用，必要时还要住院治疗。知道自己患了妊娠高血压，不要过分紧张，因为可以说妊娠高血压是妊娠期比较常见的疾病，在正常人群中的患病率是 8% ~ 10%，只要认真配合医生治疗，一般都会安全度过孕期的。

不需要住院的病人，应在家休息，不要劳累，注意饮食不要太咸，按时服药，按医生要求进行产前检查。每次产前检查，都要测血压、尿蛋白，检查水肿情况及胎儿发育情况。医生会根据病情变化做相应的处理。病情较重的就需要住院治疗。住院应该卧床休息，注意低盐饮食。医生会给予一些肌肉注射或静脉注射药物降压。医生每天都要检查病人的血压、尿蛋白和水肿情况，还要抽血做一些生化检查，定时检查眼底情况。这时病人要积极配合医生。有不适要及时反映给医生，尤其是出现头晕、头痛、恶心、视力模糊时，及时向医护人员报告，因为这些症状往往是抽搐，也就是子痫的先兆，需要紧急处理。

此外如感到胎动减少，12 小时不足 10 次，1 小时不足 4 次，也要马上报告医生，因为这可能是胎儿宫内缺氧的表现，也是需要立即处理的。由于妊娠高血压疾病可以引起胎盘早剥，所以孕期发生腹痛、阴道流血，要引起重视，立即就诊，以免延误病情。

134 什么是前置胎盘？

正常妊娠时胎盘是生长在子宫内附着于子宫的前壁、后壁或侧壁上。妊娠 28 周后，胎盘附着在子宫下段，甚至胎盘下缘达到或覆盖宫颈内口，其位置低于胎先露部，称为前置胎盘。

在妊娠晚期，子宫颈变平或开张，子宫下部的肌肉也被拉长，致使附着在这些部位的胎盘，与子宫之间的相对位置发生变化，导致胎盘与子宫壁分离，血管破裂，造成出血。这种出血的特点是无痛性出血。出血量可多可少，有时一次大出血就可导致孕妇出血性休克，威胁母亲和胎儿的生命安全。而反复少量的阴道出血，可造成孕妇贫血，抵抗力下降，容易引起感染，并影响胎儿的生长发育。

135 为什么会发生前置胎盘？

前置胎盘的发病率国外报道 0.5%，国内报道 0.24% ~ 1.57%。高年龄的经产妇，发病率高于初产妇。主要的病因目前尚不清楚，高龄初产妇（ > 35 岁）、经产妇和多产妇、吸烟或吸毒妇女为高危人群。其病因可能与以下因素有关。

一是子宫内膜病变或损伤。多次刮宫、分娩、子宫手术史等是前置胎盘的高危因素。上述情况可损伤子宫内膜，引起子宫内膜炎或萎缩性病变，再

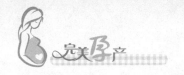

次受孕时子宫蜕膜血管形成不良，胎盘血供不足，刺激胎盘面积增大延伸到子宫下段和子宫颈口附近而形成前置胎盘。二是胎盘异常。双胎妊娠时胎盘面积过大，前置胎盘发生率较单胎妊娠高一倍；胎盘位置正常而副胎盘位于子宫下段接近宫颈内口；膜状胎盘大而薄扩展到子宫下段，均可发生前置胎盘。三是受精卵滋养层发育迟缓。受精卵到达子宫腔后，滋养层尚未发育到可以着床的阶段，继续向下游走到子宫下段，并在该处着床而发育成前置胎盘。所以要宣传计划生育，防止生育过多过密，避免多次宫腔手术，如人工流产、刮宫等。减少产后感染，避免子宫内膜受损和子宫内膜炎，从而减少前置胎盘的发病率。

136 前置胎盘有什么临床表现？

前置胎盘最典型的症状是妊娠晚期无诱因、无痛性反复阴道出血。这是因为妊娠晚期子宫颈管逐渐消失、宫口开张，子宫下部的肌肉伸展拉长，而附着在这些部位的胎盘不能相应的伸展，所以胎盘与其附着的子宫壁分离，分离过程中造成血管破裂，引起出血；并且由于胎儿尚未娩出，子宫处于膨胀状态，子宫肌肉不能收缩压迫血管止血，因此会发生间断性的反复出血，而且一次出血比一次多，有时会发生大量出血，一次就可以造成孕妇的失血性休克，危及母亲和胎儿的生命。这种出血没有腹痛，常在不自觉中发生，有时病人一觉醒来，发现已卧血泊之中。所以孕妇在孕晚期有阴道出血，一定要引起重视，及早去医院看医生，明确诊断，如果是前置胎盘，可早做相应的监护及治疗，以免一旦大出血，措手不及，延误了抢救时机。

137 发生了前置胎盘应该怎么办？

孕妇在孕晚期出现了阴道出血应及时就诊，医生会根据病史、临床检查和B超检查做出明确诊断的。一旦诊断为前置胎盘，一般应住院观察，卧床休息。医生会给病人一些抗贫血、抗感染的药物，并且严密观察病情变化，作好输血、抢救的准备。

如果妊娠还没有足月，可以在监护下继续妊娠，尽量让胎儿长得大一点，这称为"期待疗法"。但如果在期待治疗中，孕妇发生大出血，威胁母亲和胎儿的生命安全时，这时不管胎儿是否成熟，都必须终止妊娠了。

如果妊娠已足月，则不宜继续等待，应根据前置胎盘的类型、胎位、骨盆等情况，选择一个合适的分娩方式和分娩时间。完全覆盖子宫颈内口的前置胎盘，应该行剖宫产；部分性前置胎盘，如果大出血，为了抢救母亲和胎儿的生命也常常要剖宫产分娩。术中有时会因为胎盘附着部位的子宫肌肉菲薄，收缩无力，不能止血，而造成出血不止，药物治疗无效；为保证母亲的安全，需要切除子宫。由于孕期的反复出血，产后应注意贫血和感染的发生，给予抗贫血药物和抗生素，并注意产后子宫收缩情况，阴道出血量的多少，预防产后大出血的发生。

还应该注意的是，前置胎盘的孕妇禁止进行肛门检查，在没有输血和紧急手术的条件下，也不能进行阴道检查，以防检查引起了大出血，又没有抢救条件，造成病人发生危险。所以孕妇到另一所医院就诊，或遇到不了解你病情的医生时，一定要向医务人员讲明病情，防止引起不必要的损失。

138 怎样预防前置胎盘？

（1）避免多产、多次刮宫、引产或宫内感染，减少子宫内膜的损伤和子宫内膜炎的发生。

（2）拟受孕的妇女戒烟、戒酒、戒毒，避免被动吸烟。

（3）加强孕期管理，定期产前检查，做到对前置胎盘早期诊断，正确处理。

139 什么是胎盘早剥？

胎盘是联系母体和胎儿的重要器官，它使母亲和胎儿的血液循环相连通，它把母亲身体中的营养物质和氧气输送到胎儿体内，把胎儿体内的代谢产物和二氧化碳送到母体内去代谢、排出。正常妊娠情况下，胎盘是在胎儿娩出

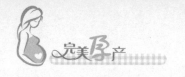

后，才从子宫壁上剥离下来，经阴道排出体外。

妊娠 20 周以后或分娩期正常位置的胎盘在胎儿娩出前部分或全部从子宫壁上剥离，称为胎盘早剥。胎盘早剥是妊娠晚期严重并发症，具有起病急、发展快特点，若处理不及时可危及母儿生命。胎盘早剥的发病率，国外 1% ~ 2%，国内 0.46% ~2.1%。

由于胎盘从子宫壁上剥离，胎儿得不到氧气的供给，轻者胎儿缺氧，发生胎儿宫内窘迫；重者可以发生胎死宫内。胎盘从子宫壁上剥离，血管破裂，引起出血，当胎盘还没有完全自子宫壁上剥离下来时，出血可以积存在胎盘和子宫壁之间，出血越多压力越大，使出血渗入子宫壁间，造成子宫肌肉的损伤坏死。坏死的组织产生一些物质进入全身的血液循环，造成全身性的出血和血液不能凝固。由于胎儿还没有娩出，子宫不能收缩，而且加上子宫肌肉的损伤坏死，也严重影响子宫收缩而不能止血。因此孕妇由于不断的出血，更由于全身的血液不能凝固而发生严重的休克，胎儿可以迅速死亡，孕妇也非常危险。如果抢救及时、得当，可以挽救母亲和胎儿的生命。但如果未得到及时有效的抢救，病情继续发展，会由于出血过多，身体的各个脏器得不到足够的血液供应而受到损害，如果肾脏受到损害可引起急性肾功能衰竭，心脏受损害可引起心功能衰竭，后果十分严重。

140 为什么会发生胎盘早剥？

胎盘早剥的病因目前还不十分清楚，但从大量的临床观察发现，胎盘早剥与妊娠高血压、慢性高血压有着密切的关系。妊娠高血压和慢性高血压都有全身小动脉的痉挛，这种痉挛造成毛细血管壁缺氧损伤。当这种痉挛暂时松弛时，这些毛细血管的血流量突然增加，而引起血管破裂出血。当这种出血如果发生在胎盘处，就会造成胎盘与子宫壁之间的出血、血肿，随着出血的增多，血肿不断增大，胎盘也就随之剥离下来了。胎盘早剥还与孕妇腹部直接受到打击有关；也有因为脐带过短，胎儿下降入盆时，牵拉胎盘而造成胎盘早剥。现在也有人认为，孕妇叶酸缺乏也可引起胎盘早剥。所以孕妇应该加强产前检查，积极预防和治疗妊娠高血压疾病和慢性高血压等疾病，孕妇应增加营养，补充叶酸。妊娠晚期应该避免腹部外伤，产科操作必须轻柔，减少胎盘早剥的发生率。

141 出现什么情况应该考虑胎盘早剥？

当妊娠中晚期的妇女，尤其是患有妊娠高血压疾病或者有慢性高血压的患者，以及腹部受到了直接打击的孕妇，突然发生阴道出血和腹痛一定要警惕胎盘早剥的可能。阴道出血可以很多，也可以很少，有的患者阴道出血不多，但迅速出现贫血和出血性休克，这是出血积存于子宫内未排出的缘故。胎盘快速大面积的剥离，病人症状比较典型，这时腹痛剧烈，触摸腹部坚硬如板，听不到胎心或胎心不清。如果胎盘是小面积剥脱，病情发展也比较慢时，可以只感到轻微的腹痛，可以出现宫缩，这种宫缩不能完全松弛。胎心可以正常，也可以不正常。孕妇一旦出现阴道出血和腹痛，应及时看医生，以免延误抢救时机。

142 胎盘早剥有什么临床表现？

根据病情的严重程度，胎盘早剥分为3度：

一度：多见于分娩期，胎盘剥离面积小，常无腹痛或腹痛轻微；

二度：突然发生持续性腹痛、腰酸或腰背痛，疼痛程度与胎盘后积血量呈正比。无阴道流血或流血量不多。

三度：可出现恶心、呕吐、面色苍白、四肢湿冷、脉搏细速、血压下降等休克症状。

143 怎样预防胎盘早剥？

积极防治重度子痫前期、慢性高血压、慢性肾炎或全身的血管病变；定期产前检查；妊娠晚期孕妇不宜剧烈运动，避免长时间仰卧；避免外伤。

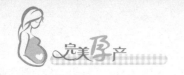

144 发生了胎盘早剥怎么办？

胎盘早剥是否能早期诊断、早期治疗，对胎儿和孕妇的预后十分重要。许多胎盘早剥的病例发生严重的并发症，主要是和未能及时诊断有关。一旦诊断胎盘早剥，就应迅速终止妊娠。因为在胎盘未娩出之前，子宫不能充分收缩，出血很难控制。距分娩的时间越久，病情越严重，母亲和胎儿的危险越大。这时不能考虑妊娠周数大小，胎儿是否能成活要以母亲的生命安全为重，不能等待观察。因为剥离的胎盘不会再长上，出血只能是越来越多，除了给母亲造成失血性休克、凝血功能障碍等巨大危险外，胎儿在宫内得不到氧气的供给，随时可以胎死宫内，而娩出后还有抢救成活的机会。这时除了宫口已经开全，在短时间内能迅速分娩的孕妇，可以阴道分娩外，大多数的孕妇都要进行剖宫产分娩。有的孕妇由于血液渗入子宫肌壁，造成子宫肌肉收缩不好，出血不止，或者出现全身凝血功能障碍。这时为了保证孕妇的生命安全，只能切除子宫了。由于大量出血，抵抗力下降，术后要注意给予抗生素预防感染，并给予抗贫血药物治疗。这种紧急情况下娩出的新生儿常常有窒息，容易继发新生儿肺炎，如果是早产儿又不易成活。所以在抢救孕妇的同时，应该做好抢救新生儿的工作。分娩后对新生儿的监护、治疗、喂养也十分重要。

145 什么是过期妊娠？

有正常月经周期的妇女，从末次正常月经第一天开始计算，妊娠到达或超过 42 周，称为"过期妊娠"。但是有的妇女月经周期比较长，如果 40～50 天才来一次，那么她的预产期就要向后退 10～20 天。所以要诊断过期妊娠，首先要正确推算预产期。应该询问末次月经，月经周期，配合早孕反应出现时间（孕 6～8 周）、首次胎动时间（孕 20 周左右），以及妊娠图、B 超的诊断，来确定真正的预产期。如果经过认真推算还是超过了 2 周，就可以诊断过期妊娠。所以孕妇在孕早期应及时做妇科检查，确定子宫大小，必要时应行 B 超检查，以确定孕周大小，以免妊娠晚期又出现估计预产期困难的问题。

146 为什么会发生过期妊娠？

过期妊娠的发生率是 8% ~ 10%，从母亲方面来讲，高龄初产妇发生率比较高，认为与雌激素和孕激素的比例失调有关。孕激素过多可以抑制催产素合成，使子宫肌肉松弛，难以启动分娩。遗传因素也是一个原因。常见一个妇女多次出现过期妊娠，或某个家族的妇女多为过期妊娠。从胎儿方面来讲，认为与胎儿肾上腺皮质激素分泌不足，造成雌激素水平下降有关。例如无脑儿、脑积水的畸形胎儿均伴有胎儿肾上腺发育不良，就往往发生过期妊娠。还有胎位不正，或者骨盆狭窄，胎儿先露不能下降压迫宫颈，而不易启动分娩。

147 过期妊娠有什么危害？

过期妊娠的主要危害是胎盘功能老化，胎盘血管老化，可以使胎盘供血不足，胎儿得不到足够的营养物质及氧气的供给，造成胎儿在临产和分娩时耐受力差，容易发生胎儿宫内缺氧，表现为胎心和羊水的异常。慢性缺氧使胎儿肛门括约肌松弛，在宫内排出胎粪。胎儿若吸入了胎粪样羊水，其中小颗粒可阻塞小支气管，引起新生儿肺炎和肺不张。过期妊娠还可以造成胎儿过熟，过熟的胎儿对缺氧的耐受性很差，容易发生胎儿宫内缺氧或者胎死宫内。过熟儿的颅骨较硬，肩径往往大于头径，分娩过程中不易变形而发生难产。总之过期妊娠常常增加胎儿和新生儿的危险，应积极处理。

在正常产检的过程中，孕妇如果孕周接近 41 周，一般医生就会开具住院证，让孕妇住院，以便进行下一步的处理。因此，怀孕之后接受正常的产检是非常必要的。

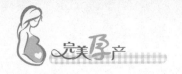

148 什么是母儿血型不合？

当母亲和胎儿的血型不同，胎儿从父亲方面遗传而来的红细胞上的抗原，刺激母体产生抗体，这些抗原、抗体相遇，就要起反应，使胎儿红细胞产生凝集破坏，引起胎儿和新生儿溶血和贫血，即为母儿血型不合，胎儿娩之后就称为"新生儿溶血症"。这种病对孕妇没有什么影响，但胎儿和新生儿会因严重贫血而死亡。红细胞破坏后，产生大量胆红素，会引起胎儿和新生儿中枢神经系统病变，造成患儿智力和运动系统发育障碍。

149 什么样的人会发生母儿血型不合？

人类的血型分为两大系统，一种是 ABO 血型系统，就是我们平时常见的 A 型、B 型、O 型、AB 型血型。另一种是 Rh 血型系统，分为 Rh 阳性和 Rh 阴性两种血型。我国汉族中 Rh 阴性者极少，只占 0.3% 左右，维吾尔族 Rh 阴性者占 5% 左右。

在 ABO 血型中，如果孕妇血型为 O 型，而胎儿血型为 A 型、B 型或 AB 型时，胎儿红细胞上的抗原，刺激母体产生抗体，抗原抗体反应，引起胎儿新生儿溶血。第一胎发病率比较低，分娩次数越多，抗原进入母体的量就越多，抗体产生的就越多，胎儿新生儿患病的可能性也越大。Rh 血型系统中，当孕妇的血型为 Rh 阴性，而胎儿的血型为 Rh 阳性时，与 ABO 溶血发病的机理一样，会产生抗原抗体反应，而造成胎儿新生儿溶血。如果没有过输血历史，通常是第一胎不发病，而第二胎发病，Rh 溶血病情比 ABO 溶血要严重。但是由于汉族人 Rh 阴性者极少，而且第二胎才发病，所以 Rh 母儿血型不合极少见。

150 发生母儿血型不合有什么危害？

母亲怀了与自己血型不一致的胎儿后，在胎儿红细胞上的抗原的刺激下产生抗体，这种抗 A 或抗 B 或抗 Rh 的抗体，可以通过胎盘，进入胎儿体内，与胎儿红细胞上的抗原发生反应，使红细胞破坏，胎儿在宫内发生溶血、贫血，造成胎儿全身水肿，胎盘增大，严重者可发生胎死宫内。如果未发生胎死宫内，新生儿出生后迅速出现黄疸，并伴有贫血，肝、脾肿大，常常导致新生儿死亡。有的新生儿勉强成活下来，由于红细胞破坏，产生大量的胆红素与中枢神经系统的某些部位结合，引起中枢神经系统的病变，造成智力和运动障碍的后遗症。所以以往发生过胎儿新生儿溶血，或者胎死宫内的孕妇，本次妊娠要严格进行产前检查，及时诊断，正确治疗，会减少溶血所造成的严重的不良后果。

151 发生了母儿血型不合怎么办？

凡过去有过胎死宫内或新生儿溶血病史的孕妇，要警惕母儿血型不合，此次再次胎死宫内的可能性很大。妊娠期怀疑有母儿血型不合，应检查夫妻双方的血型，如果孕妇为 O 型，丈夫为其他血型，或者孕妇为 Rh 阴性，丈夫为 Rh 阳性，就要做进一步检查。ABO 血型不合者，主要要检查母体内抗 A 或抗 B 抗体的水平。这种抗体达到一定的浓度，就会发生胎儿新生儿溶血。而 Rh 血型不合者，就要检查孕妇体内的抗 Rh 抗体的水平，这种抗体只要出现在孕妇血液中，也就是只要是阳性，就会引起溶血，并且水平越高，溶血的病情就越严重。如果已经确诊有母儿血型不合胎儿溶血的发生，轻者可以用中药治疗，北京一些大医院如协和医院、北京妇产医院等，使用中药治疗母儿血型不合，积累了很多经验。对于溶血较严重且胎龄比较小的胎儿，可以进行宫腔内输血，目前已有成功的报道。由于妊娠周数越近足月，抗体产生的越多，对胎儿的影响就越大，死胎的发生率也越高。所以怀孕已近足月，病情发展又比较快的患者，应考虑引产。胎儿娩出之后，要积极治疗新生儿溶血，病情严重者，要送儿科或高危婴儿室，进一步诊断治疗。

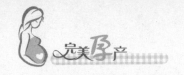

152 什么是羊水过多？

正常足月妊娠时，羊水量大约为 1000 毫升，妊娠超过 40 周，羊水量开始递减。如果妊娠期羊水量超过 2000 毫升，则称为"羊水过多"。少数患者羊水量在数天内急剧增加，称为"急性羊水过多"。大多数患者羊水量在较长的时间内缓慢增加，称为"慢性羊水过多"。

153 为什么会发生羊水过多？

有许多病人羊水过多的原因不清楚，在羊水过多的病人中有 1/4 ~ 1/2 的孕妇怀有畸形的胎儿，尤其是中枢神经系统和上消化道畸形多见，如无脑儿、脊柱裂。由于脑脊膜暴露在外，渗透液体增多，而造成羊水过多。而上消化道闭锁，胎儿不能吞咽羊水，造成羊水去路受阻，引起羊水过多。再有糖尿病的孕妇、双胎、巨大胎儿及母儿血型不合也可以引起羊水过多。

154 发现了羊水过多怎么办？

如果孕妇出现了上述的症状，应及时就诊。医生通过临床检查以及 B 超测量羊水量，就可以明确诊断。如果已经诊断为羊水过多，一定要特别注意胎儿有无畸形，B 超检查时要注意有无食道闭锁、有无无脑儿、脊柱裂等。要注意孕妇有无糖尿病，胎儿有无溶血症，是不是双胎、巨大儿。诊断明确后，再根据具体情况决定治疗方案。一般来说，若发现胎儿畸形，就要及时引产。如果孕妇有糖尿病，应积极用药控制血糖水平。如果孕妇症状明显，腹压很高，呼吸困难，可以经腹壁穿刺放羊水，以缓解症状。但一定要严格无菌操作，并且避开胎盘，放羊水的速度不宜过快，一次放羊水的量也不宜过多。这种办法只能暂时解决问题，缓解症状，等待孕周增长，期待胎儿到可以成活的时候。如果慢性羊水过多，病人没有什么症状，而且没有胎儿畸形，可以一边用药物保守治疗，一边等待胎儿长大，待足月或者近足月时，再考虑引产。如果引产时做人工破水，应该做针刺高位破水，使羊水缓慢流出，以防宫内压骤然下降，引起脐带脱垂、胎盘早剥等。

155 什么是羊水过少？

妊娠足月时，羊水量不足 300 毫升，称为"羊水过少"。这时孕妇的宫高和腹围都小于正常标准，B 超检查羊水最大深度小于 2 厘米，就可以诊断为羊水过少。

156 为什么会发生羊水过少？

羊水过少可与胎儿泌尿系统畸形同时存在，如：先天性肾缺如，泌尿道阻塞，使胎儿尿量减少或无尿，减少了羊水的来源，使羊水过少。还有一种情况是发生在孕晚期的羊水过少，这时由于过期妊娠、妊娠高血压等造成胎盘功能低下，胎儿的血氧供应得不到保证，不仅造成胎儿宫内生长迟缓，而且由于胎儿肾血流量下降，造成少尿或者无尿，而造成羊水过少。

157 羊水过少有什么危害？ 应该如何治疗？

如果在妊娠早、中期发生羊水过少，由于胎儿与羊膜紧贴，而形成粘连带，这种粘连带影响胎儿的发育，而发生胎儿畸形，甚至可以出现断肢畸形。由于羊水过少，子宫四周的压力直接作用于胎儿的身体，可使胎儿发生肌肉、足部、面部的畸形。发生在孕晚期的羊水过少，使脐带受压，胎儿容易发生缺氧。临产后由于羊水过少，胎儿下降受阻，并且不能形成前羊水囊，使宫颈扩张缓慢，使产程延长。如果羊水过少是胎盘功能不好引起来的，那么这是一个危险的信号，说明胎儿在宫内缺氧缺血，很不安全，需要紧急处理。

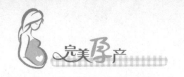

一旦诊断为羊水过少，首先要注意胎儿有无畸形。尤其要注意有无泌尿系统的畸形，有无胎儿肢体、断肢畸形。如果胎儿有畸形，应及早终止妊娠。如果是孕晚期由于胎盘功能下降而引发的羊水过少，则要引起足够的警惕，说明胎儿在宫内有缺氧的情况发生，如果同时合并过期妊娠、妊娠高血压疾病、胎儿宫内发育迟缓，并有胎心监护检查异常，说明胎儿在宫内已经很危险，应该及早终止妊娠。这时如果经阴道分娩，宫缩的压迫，可使胎儿缺氧加重，甚至可以发生胎死宫内，所以常常要剖宫产终止妊娠。希望孕妇配合医生的治疗，以保证母婴的安全。

158 患心脏病的孕妇妊娠期容易出现什么问题？出现这些问题怎么办？

怀孕后由于胎儿及胎盘等附属物生长的需要，孕妇的血容量明显升高，整个妊娠期血容量比未孕期增加40%～50%，并在妊娠32～34周达到高峰，这无疑要增加心脏的负担。而且孕晚期子宫增大，横隔上升，心脏移位，使一些大血管迂曲，也增加心脏的负担。如果患有心脏病的孕妇心脏功能在Ⅰ～Ⅱ级，还可以代偿，很少发生心力衰竭。但如果孕妇的心脏功能已经不能代偿，就会发生心力衰竭，直接威胁孕妇的生命。心脏病孕妇的主要危险就是心力衰竭和感染。

所以有器质性心脏病的育龄妇女，在怀孕前一定要检查清楚心脏病的病因、性质、心脏功能属于几级，能否进行手术治疗，并要征求内科医生和产科医生的意见，决定是否可以怀孕。一般来说，心脏功能在Ⅲ级或者Ⅲ级以上的患者；心脏有严重畸形、有比较明显青紫的先天性心脏病患者；以及严重的风湿性心脏病的患者都不宜妊娠；过去有过心力衰竭史者也不宜妊娠。一旦怀孕，首先应该加强产前检查，检查的次数和间隔时间与正常孕妇会有一些不同，病人应听从医生的安排。产前检查除了一些常规的内容外，还要严密观察心脏功能，及早发现心力衰竭的症状，以便及时处理。妊娠期最容易发生心力衰竭的时间是妊娠32～34周至孕足月。上呼吸道感染、贫血、妊娠高血压疾病以及劳累都会诱发心力衰竭。为了预防心力衰竭，要安排好孕妇的工作和生活，要保证足够的睡眠，不要过度劳累和过度激动。孕中期以后要低盐饮食，积极预防和治疗各种妊娠合并症，如贫血、妊娠高血压疾病。

要预防各种感染，尤其是上呼吸道的感染。一旦发生一定要及早治疗，不能让其继续发展。如果孕妇有呼吸急促，咳嗽或者痰中带血，都应该引起重视，这有可能是心力衰竭的早期表现，要及早就医，以便早期诊断、早期治疗。如果有的孕妇没有其他不适，只是半夜常因胸闷而惊醒，需要起床呼吸新鲜空气。也要考虑早期心力衰竭的可能。

159　患糖尿病的孕妇容易发生什么异常情况？

糖尿病是一种代谢异常的疾病，与遗传有关。由于胰岛素分泌不足，使糖代谢紊乱，血糖升高，并经肾脏从尿中排出，出现尿糖。糖尿病孕妇容易发生比较严重的并发症。胰岛素问世以前，糖尿病孕妇的死亡率可高达50%，胎婴儿死亡率达60%～70%。有了胰岛素治疗糖尿病后，严重并发症和母婴死亡率都大大降低了。但是由于糖尿病的临床过程比较复杂，糖尿病孕妇很容易出现一些合并症，威胁母婴安全，必须加以重视。

妊娠本身对糖尿病会产生不良影响，会使糖尿病难以控制。比如：早孕反应时，孕妇不能进食、呕吐，就容易产生低血糖和酸中毒。而在妊娠期和分娩期孕妇的内分泌情况、糖的代谢情况都发生了变化，使胰岛素的用量不好掌握。

糖尿病孕妇，妊娠高血压疾病的发病率增高，是正常妊娠的4倍，而且更容易出现子痫、胎盘早剥甚至脑出血，还容易合并羊水过多，对子宫收缩也有影响，常导致产程延长和产后出血。糖尿病孕妇抵抗力低下，容易发生全身各脏器的感染。

糖尿病孕妇还容易生巨大儿（体重大于4000g），从而增加了难产的发生率。而且这种胎儿娩出后，还容易发生低血糖和呼吸窘迫综合征。糖尿病孕妇畸形胎儿的发生率增高，尤其是早孕期血糖浓度就高而且控制不好的孕妇，容易生畸形胎儿，并且胎死宫内的发生率也增高。

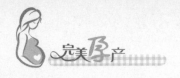

160 妊娠期糖尿病孕妇应注意什么？

患糖尿病的妇女，如果想要怀孕，应该先征求内分泌和产科专家的意见，通过全面检查确定能否怀孕。如果糖尿病病史已经比较长，并且有血压增高、肾功能减退或者已有视网膜增生性病变，都是不宜怀孕的。血糖水平较高，应该先行治疗，待血糖控制在正常或接近正常水平时再考虑妊娠。如果孕早期血糖，特别是糖化血红蛋白很高，发生畸形儿的机会大大增加，应考虑终止妊娠。一旦怀孕，应该在内分泌专家和产科专家的共同监护下，继续妊娠。首先要治疗糖尿病，控制血糖在一个稳定的水平，不要忽高忽低。如果糖尿病很轻，只要单纯控制饮食即可。但妊娠后母体对胰岛素的需要量增加，有些孕妇妊娠前不需药物治疗，而在妊娠后单纯控制饮食就不能奏效了，这时就要用药物治疗。妊娠期不主张使用口服降糖药物，因为这类药物能通过胎盘进入胎儿体内，造成胎儿低血糖，还有造成胎儿畸形的危险。所以，妊娠期如果使用药物治疗糖尿病，应该使用胰岛素。

孕妇应该听从医生的安排，严格进行产前检查，认真对尿糖、血糖进行监测，如果孕妇能学会自己监测血糖、尿糖就更方便了。同时要按医生制定的方案，控制饮食，不可放任，并在医生的指导下进行治疗，把血糖控制在一个理想的范围内。早孕期间，如果发生呕吐、不能进食，要及时看医生，因为糖尿病孕妇的早孕反应，可以导致低血糖和酮症酸中毒。糖尿病孕妇一般应在孕 35～36 周住院治疗。一方面要进一步控制糖尿病，另一方面要监测胎儿宫内情况及母体情况，决定分娩的方式和时机。

161 孕妇糖尿病会影响胎儿吗？ 需要注意哪些问题？

孕妇患有糖尿病对胎儿和新生儿都会产生一些不良影响。糖尿病孕妇的胎儿容易发生畸形，尤其是孕早期血糖和糖化血红蛋白水平高的孕妇，就更容易发生胎儿畸形了。常见的畸形有神经系统的畸形，如脑积水、脊柱裂，心脏和血管的畸形，以及骨骼的畸形，所以对糖尿病孕妇的胎儿，要警惕畸形的发生，应该进行 B 超等检查，必要时请有经验的专家进行检查，明确胎儿有无畸形。如有畸形应尽早处理，以免增加孕妇的痛苦。

糖尿病孕妇常常分娩巨大儿，这主要是由于母体血糖过高，并通过胎盘进入到胎儿体内，而母体内的胰岛素又不能通过胎盘。所以造成胎儿体内的高血糖，刺激胎儿胰岛分泌大量的胰岛素。胰岛素促进胎儿长得很大。有的家属认为生一个胖大的婴儿是一件大好事，其实糖尿病母亲生的大胖孩子并不健康。这种胎儿在妊娠期容易发生胎死宫内，分娩时由于胎儿体态胖大，难产机会增多。有时胎头娩出后，胖大的胎肩娩不出来，可以造成肩难产，而引起新生儿窒息和上肢神经损伤，甚至遗留残疾。巨大儿出生后也不好喂养，体重增长和发育都不如正常体重的新生儿，还容易发生低血糖。所以糖尿病孕妇要认真治疗糖尿病，严格控制血糖水平，从根本上防止巨大儿的出现。孕晚期要仔细估算胎儿体重，如果高度怀疑巨大儿，分娩方式就要慎重，必要时行剖宫产。

糖尿病产妇的新生儿，在宫内受高血糖的刺激，胰岛素的水平较高，出生后受这种高胰岛素的影响，新生儿会出现血糖下降。有些新生儿会出现低血糖反应，甚至发生抽搐。这些婴儿看起来很健壮，但实际上抵抗力很低，容易出现异常，需要精心观察与护理。一旦发现孩子反应低下，出了很多汗，甚至发生抽搐，要考虑到新生儿低血糖的可能，可以马上检查患儿血糖及血钙水平。给予口服糖水，必要时静脉输入葡萄糖。

孕妇患糖尿病可伴有心脏和血管的病变，比如动脉硬化等，容易导致胎盘功能异常，不能向胎儿提供足够的营养和氧气，使胎儿发生宫内缺氧，甚至宫内死亡。糖尿病孕妇还容易合并产科疾病如妊娠高血压、羊水过多等，这些都会造成胎儿宫内缺氧，导致死亡。如果糖尿病控制的不好，血糖忽高忽低，对胎儿来说就很危险。以上这些因素都会使糖尿病孕妇的胎儿死亡危险性增高，尤其是 36 周以后，胎死宫内发生率明显增高。所以孕晚期尤其要注意对胎儿宫内情况的监测。医生可能会通过检查孕妇血中的激素水平，来了解胎盘功能好不好；通过 B 超检查来了解胎儿的大小和发育情况及羊水量的多少；通过胎心监护检查，来了解胎儿在宫内有无缺氧的情况。孕妇本人要积极配合医生，对胎儿进行监测。每天要记数胎动，并及时把结果向医生汇报，以便及时发现胎儿在宫内的异常情况，及时处理，以减少胎死宫内的发生率。

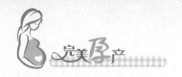

162 妊娠期妇女为什么容易患泌尿系感染？ 对母婴有什么危害？

泌尿系统主要是指尿道、膀胱、输尿管和肾脏。怀孕后胎盘会产生一些激素，这些激素使输尿管、膀胱和肾脏中的肾盂部分的肌肉层增厚，张力减低，蠕动减慢，尿流缓慢。输尿管和肾盂呈扩张状态，使尿液排出不畅或者残留，给细菌繁殖提供了机会。同时在孕中、晚期，增大的子宫在骨盆入口处，压迫输尿管，使尿液流通受阻，造成受压部位以上的输尿管、肾盂扩张、积尿。孕晚期的子宫和下降的胎儿头，又可使膀胱上推移位，造成膀胱排尿不畅，尿液积于膀胱中也容易发生感染。而且女性尿道短，尿道口与肛门靠近，容易受污染。细菌经尿道、膀胱、输尿管直至肾盂上行感染。阴道分娩时，产道的急速扩张，胎儿头的压迫，都会使膀胱黏膜充血，甚至挫伤。剖宫产术后留置导尿管等，也都是引起泌尿系感染的原因。因此妊娠妇女容易患尿道炎，膀胱炎及急性肾盂肾炎。

患了尿道炎和膀胱炎，病人可能感到排尿疼痛或有烧灼感，有尿痛、尿不尽的感觉，但一般不发烧。也有的病人仅仅感到有些排尿不适。如果未引起重视，没有及时治疗，细菌可以沿着膀胱、输尿管上行到肾盂，引起急性肾盂肾炎。急性肾盂肾炎可有高热，体温高达40℃，寒战，并伴有腰痛、尿频等症状。急性肾盂肾炎如果感染严重，或未得到及时的治疗，可导致感染中毒性休克和败血症，危及孕妇生命。如果治疗不及时，反复发作，可成为慢性肾盂肾炎，迁延数年或数十年，最后导致肾功能衰竭。由于高热和严重的感染可以造成流产或早产。细菌产生的毒素通过胎盘进入胎儿体内，可造成胎死宫内。如果早孕期发病，还会造成胎儿畸形。所以孕妇对泌尿系感染要充分重视，及早治疗，以防止出现严重的并发症。

163 孕妇患了泌尿系感染应该怎么办？

首先孕妇对妊娠期容易发生泌尿系感染的事实，要有所了解，一旦出现症状，哪怕症状比较轻微也要引起重视。如果有尿频、尿疼或排尿不适等症状，应该去看医生，检查尿液，如果尿中有白细胞，需进一步做尿培养，来明确尿中有没有细菌，应该选用什么样的抗生素。如果已经出现高热、寒战、腰痛，恐怕就已经患了肾盂肾炎了，这时应该住院治疗，必要时静脉给予抗生素。治疗的药量要足够大，治疗的时间要足够长。不能症状一消失就停止治疗，因为泌尿系感染一经治疗，症状很快就会消失，但尿中的细菌尚未清除。那些感染反复发作，最后转为慢性肾盂肾炎者，多是因为感染还未彻底清除，就急于停药造成的。患了泌尿系感染的孕妇要多饮水，保持每日尿量在2000ml以上，有利于泌尿系的冲洗和引流。孕妇要采取侧卧位休息，以减少子宫对输尿管的压迫，使输尿管引流通畅，并要积极配合医生的治疗，听从医生的安排，不能因为没有了症状就私自停药。

164 妊娠期妇女为什么容易发生贫血？ 有什么危害？

妇女怀孕后容易出现贫血，尤其是妊娠后半期，大约有1/4的孕妇患有贫血。严重贫血占5%左右。为什么原来身体挺好的，而一怀孕就发生了贫血呢？

首先，妇女由于每月来月经，或者流产等情况造成失血，使得育龄妇女体内铁的储备比较低，容易出现缺铁性贫血。另外，妊娠后，除了母体的血液循环外，还增加了胎儿胎盘血液循环，因此血液循环总量增加，在增加的这部分血液中，细胞增加的比例小，而液体成分增加的比较多，造成了血液的稀释，所以血红蛋白的量相对减少。还有，怀孕后母体内需要较多的铁质，来供给胎儿、胎盘生长以及形成新的红细胞。这时如果铁的摄入量不足，如一些孕妇择食，就可以造成铁的摄入不足，或者由于某些疾病使铁的吸收不好，如慢性胃炎、慢性腹泻等，就会引起贫血。还有比较少见的由于叶酸缺乏引起的贫血。随着妊娠的发展，胎儿、胎盘越来越大，血液稀释和对铁的需求更明显，所以孕早期不贫血的孕妇，以后随着孕周的增长也可以出现贫血。

轻度贫血对孕妇和胎儿不会有太大影响。但如果发生了中度以上的贫血，孕妇就会出现心慌、无力、面色苍白。由于没有足够的红细胞来携带和运输氧气，造成母体和胎儿缺氧。胎儿缺氧可使生长发育受影响，发生胎儿宫内发育迟缓、低体重儿；缺氧严重还会发生早产，甚至胎死宫内。孕妇由于严

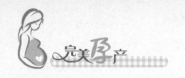

重的贫血，可引起心肌缺血，导致贫血性心脏病，甚至可以发生心力衰竭。还可以造成抵抗力低下，在产程中和产褥期都容易发生感染。由于贫血，还使孕妇对失血的耐受性大大的下降，在分娩或手术时，本来不至于引起严重后果的少量出血，也会造成孕妇发生失血性休克。由此看来贫血对母亲和胎儿会带来许多不良影响，因此要积极的防治。

165 如何预防和治疗妊娠期贫血？

如果怀孕前就有贫血，应该先查明病因，对症治疗后，再考虑妊娠。怀孕后应按医生要求定期检查血红蛋白和红细胞。由于妊娠期的贫血，主要是缺铁性贫血和叶酸缺乏性贫血，所以要注意补充铁质和叶酸。注意加强营养，适当多吃一些肝、蛋类、瘦肉、豆类和绿叶蔬菜。妊娠前半期铁的需要量和非孕期近似，妊娠后半期，由于血容量增加和胎儿、胎盘生长发育所需，铁的需要量明显增加，每日需铁量大约7mg，单纯依靠一日三餐的饮食供给，往往不能满足需要。所以应该从怀孕第4个月开始补充铁剂，持续服用直至产后2个月或断乳为止。如果孕妇已经存在有贫血，就应该积极治疗，铁质的补充量还要增大。用铁锅做饭也能增加铁的摄入量。口服铁剂可对胃肠道产生刺激，引起恶心、呕吐和上腹部不适，应于饭后服用。如果反应很大不能坚持继续服用，必要时还要通过肌肉注射来补充铁剂。严重贫血者，有时还要输血。

叶酸是一种辅酶，参与细胞遗传物质的合成。孕期的需要量是非孕期的一倍以上。由于叶酸的重要作用，现在主张从怀孕前的2～3个月就开始服用，可以减少神经管畸形的发生率，也可以预防叶酸缺乏性贫血。预防用量每日0.4mg即可。如果发现有叶酸缺乏性贫血，就要加大叶酸的剂量来治疗了。

166 妊娠期患了阑尾炎怎么办？

有的孕妇怀孕期间，突然出现腹痛，医生诊断为阑尾炎，要手术治疗。

这时孕妇十分紧张，家属也认为，怀孕期间做手术不好，害怕对孕妇和胎儿造成伤害，害怕引起流产或早产，所以拒绝手术。其实这种想法是错误的。阑尾炎是妊娠期比较常见的外科并发症，1000 个孕妇中有 1～2 个会发生急性阑尾炎。由于妊娠期盆腔充血，血流丰富，所以妊娠期阑尾炎比起非孕期发展要快，更容易出现穿孔和腹膜炎，也更容易引起败血症，对母儿的危险性很大。因此，除了症状轻微或者不能确诊，而采取非手术治疗外，一般主张一旦确诊，立即手术切除阑尾。

阑尾位于右下腹，怀孕后随着子宫的增大，阑尾的位置也随之上移。在妊娠中，晚期发生阑尾炎时，由于阑尾上移，疼痛的位置不再是非孕期的右下腹，而且由于子宫的遮挡，不好检查疼痛的确切位置。所以容易发生误诊，延误了治疗。所以孕妇出现右腹疼痛，要警惕阑尾炎的存在，要及时看医生。一旦医生确诊为阑尾炎，应该积极配合治疗，不要拒绝手术。当然，手术和疾病的影响可以引起流产或早产，但是，如果急性阑尾炎得不到及时的治疗，病情发展，细菌繁殖产生大量的毒素，不但可引起流产、早产，还可以发生胎死宫内。如果发展为败血症，母亲都有生命危险，所以妊娠期阑尾炎一定要及时诊断、正确治疗。

167 什么是巨大儿？ 有什么危害？

胎儿体重超过 4000g 称为"巨大儿"。胎儿体重与父母的身高、体重有关，与孕期的长短有关，胎儿体重还有随着分娩次数的增加而逐渐增重的倾向，也就是经产妇容易生体重大的胎儿。孕妇患有糖尿病也常常分娩巨大儿。

分娩巨大儿并不一定是件好事。在妊娠期，巨大儿增加母体负担，而且如果是因为糖尿病而孕育巨大儿，那么这种胎儿容易发生宫内缺氧和宫内死亡。分娩时，难产的机会明显增加，即使是正常的骨盆，对于巨大儿来说也是窄小的。有时好不容易胎头娩出来了，但宽大的胎肩分娩不出来，造成肩难产，容易引起新生儿窒息和损伤，常见臂丛神经损伤，引起一侧上肢的麻痹。巨大胎儿生出来后也不好喂养，容易发生低血糖、低血钙。所以妊娠期要适当的增加营养，适当的活动，不要让胎儿体重过大。如果有糖尿病要及时治疗，避免分娩巨大儿。

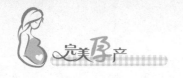

168 胎儿宫内发育迟缓是怎么回事？

胎儿宫内发育迟缓是指胎儿发育障碍和机能不全，体重低于正常标准。主要表现为，产前检查连续2次或2次以上孕妇的体重不增加或者反而减少；子宫底高度不增长或明显低于正常标准；超声波检查胎头双顶径不增长或增长速度达不到正常标准。

正常情况下，随着妊娠周数的增长，胎儿不断长大。胎儿的正常生长主要依赖于遗传、营养，以及孕妇、胎儿和胎盘脐带的正常。

那么什么情况下会发生胎儿宫内发育迟缓呢？主要有以下几个原因：遗传因素，受双亲遗传因素的影响。这种低体重儿，一般来讲机能是正常的，常称为"正常小样儿"。孕妇营养是胎儿营养的来源，所以孕妇营养不良，是影响胎儿生长发育的重要原因。一些慢性疾病如妊娠高血压疾病、慢性高血压、慢性肾炎、严重糖尿病等，都有程度不同的血管病变，影响胎盘功能，使胎儿得不到足够的氧气和营养物质的供应，而影响生长发育。孕妇合并贫血、多胎妊娠等也会影响胎儿的发育。孕妇吸烟，可以降低胎盘运输氧气和营养物质的能力，孕妇如果每日吸烟一盒以上，胎儿宫内发育迟缓的发生率是不吸烟者的3倍。大量饮酒造成慢性酒精中毒，也可以降低子宫胎盘的血流量，影响胎儿生长发育。胎儿本身发育缺陷，如先天畸形，或者胎儿在宫内受到病毒、弓形虫和某些细菌感染，也会引起胎儿宫内发育异常。胎盘、脐带的异常，如脐带过长、脐带结节都会影响氧气和营养物质的输送，导致胎儿宫内发育迟缓。发育迟缓的胎儿，器官功能发育不好，对缺氧的耐受力低，很容易发生胎儿宫内窘迫和胎死宫内，出生后容易发生新生儿窒息，新生儿低血糖、低血钙，以及呼吸困难等。有少数婴儿将来会出现多动症、阅读困难及智力低下。所以，要认真对待胎儿宫内发育迟缓，以预防为主，一旦发生要及早诊断、及早治疗，避免出现严重后果。

169　发生了胎儿宫内发育迟缓怎么办？

首先，要积极治疗和去除可能引起胎儿宫内发育迟缓的病因，积极治疗妊娠高血压、慢性高血压、糖尿病等合并症，防止胎儿在宫内受到病毒和细菌的感染，加强宣教，孕妇要禁止吸烟饮酒，孕期要加强营养，不可偏食。

定期进行产前检查，如果连续 2 次或者间断 3 次，孕妇的体重和宫底高度没有增长，就要警惕胎儿宫内发育迟缓的发生，应该进一步检查。一旦确诊为胎儿宫内发育迟缓，孕妇需要卧床休息，加强营养，必要时需住院治疗。孕妇应采取左侧卧位休息，这样可以纠正右旋的子宫对血管的压迫，改善子宫、胎盘的血液供应。医生还会检查引起胎儿宫内发育迟缓的病因，给予对症治疗，同时给予孕妇定时吸氧，静脉给予葡萄糖、氨基酸等营养物质，以及扩张血管、疏通血液循环的药物。如果经过治疗胎儿有所增长，可以继续妊娠。如果治疗无效，而且有胎儿宫内缺氧的表现如羊水过少或羊水里已有胎粪污染，这时要考虑终止妊娠。如果孕周不满 37 周，应在分娩前给予促进胎儿肺成熟的药物。

170　孕期感染了风疹病毒怎么办？

风疹病毒感染主要发生在儿童期，一次感染后体内就产生抗体，以后不再受感染。在我国的大城市中有 1/10 的孕妇在孕前未患过风疹，这部分人在妊娠期就有可能受到风疹病毒的感染。孕妇受感染时，全身症状轻，有时皮疹也不明显，常被误认为是呼吸道感染。但是病毒能通过胎盘感染胎儿，使胎儿发生畸形。主要畸形为先天性白内障、先天性心脏病和神经性耳聋，以及小头畸形、胎儿宫内发育迟缓等，称为"先天性风疹综合征"。

孕妇感染了风疹病毒，对胎儿影响的大小，并不取决于孕妇感染时症状的轻重，而与受感染时孕期的早晚有关。孕早期感染对胎儿的危害比较大，常常引起胎儿畸形或者流产。而在孕 12 周以后感染，就主要引起神经性耳聋。孕期急性风疹病毒感染的危害十分大，所以，为了预防风疹病毒感染所造成的危害，孕期需常规地进行筛查。常用的方法是检查孕妇血中的风疹病

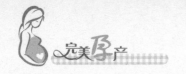

毒抗体。如果已经确定孕妇在本次妊娠中感染了风疹病毒，应该终止妊娠。

　　但是，是不是只要抗体阳性，就要做人工流产呢？实际情况并不是这样的。有 1/10 的孕妇在孕前未患过风疹，也就是说有 9/10 的孕妇在本次妊娠之前就已经患过风疹了。这 9/10 的孕妇血中风疹病毒抗体也是阳性的。但是与本次孕期的急性感染还是有区别的。过去曾受过感染者的抗体的值很低，而且不会增高，抗体的蛋白种类也不同。医生会根据化验的结果认真分析，并且还要复查抗体水平，观察有无增高，以判断究竟是急性感染还是曾经感染过。确定是过去感染的孕妇，可以继续妊娠。所以，风疹病毒筛查抗体阳性者，不要过分紧张，听从医生的解释和安排。

171　孕期感染了弓形虫怎么办？

　　弓形虫是一种寄生虫，从爬虫类、鱼类、昆虫类到哺乳动物都广泛被感染。人是它的中间宿主，猫是它的终末宿主。受感染的猫，每日从粪便中排出成千上万个弓形虫的囊合子。人和动物吞食了被囊合子污染的食物，就会感染弓形虫。有专家报道，北京市的感染率为 29.2%。这种后天的感染，一般没有什么症状，只有少数人由于弓形虫破坏局部组织，造成脑炎、心肌炎、视网膜－脉络膜炎等。

　　妊娠前就感染了弓形虫者，因为弓形虫的病灶被纤维组织层层包围，弓形虫出不来，所以对胎儿没有影响。而妊娠期初次感染者，弓形虫就可以通过胎盘感染胎儿。孕早期感染，可以引起流产和胎儿畸形。孕中、晚期感染可以引起胎儿宫内发育迟缓，神经系统的损害，如脑炎、脑性瘫痪、癫痫、智力低下、耳聋等。还可以引起视网膜－脉络膜炎以及心肌炎。有少数婴儿出生时无症状，但以后仍可以出现眼和神经系统的异常。因此妊娠期要常规进行弓形虫感染的筛查。如果能证实孕妇在本次妊娠期感染了弓形虫，可用螺旋霉素来治疗，以减少胎儿的先天性感染。但药物治疗还不能完全杜绝胎儿的感染，所以要根据具体情况，慎重决定是否继续妊娠。

172 孕期感染了巨细胞病毒怎么办？

巨细胞病毒在人群中感染率很高，有专家统计在美国成年妇女中的感染率为30%～50%，日本为65%～90%，而热带和亚热带地区几乎是100%。受感染以后，可以出现低烧、关节痛、淋巴结肿大，持续几周后可以自愈。如果孕妇感染后有接近一半的可能性会传播给胎儿。受感染孕妇的唾液、尿液和子宫颈分泌物中都排出病毒，并能通过胎盘感染胎儿。受感染的胎儿可以发生小脑畸形、脑积水、先天性耳聋、失明、宫内发育迟缓、肝脾肿大、黄疸、溶血性贫血等。这些有严重症状的新生儿死亡率很高，即使存活，也常为缺陷儿。那些没有症状的新生儿，在以后的生长过程中，也有相当一部分人出现智力低下、耳聋等。巨细胞病毒不仅可以通过胎盘传播，还可以通过分娩、哺乳，在分娩时和产后传播给婴儿。引起新生儿的巨细胞病毒感染。所以现在产前检查，常规进行孕妇是否感染巨细胞病毒的筛查。如果化验检查显示孕妇有新近的感染，要慎重对待，根据具体情况考虑是否终止妊娠。如果证实胎儿已经被感染，则应该终止妊娠。

173 孕期感染了疱疹病毒怎么办？

疱疹病毒有2个类型，即Ⅰ型和Ⅱ型。Ⅰ型为口型或上半身型，在口、鼻及上半身引起疱疹。Ⅱ型为生殖器型或下半身型，引起生殖器和下半身皮肤的疱疹。感染胎儿的主要是Ⅱ型疱疹病毒。孕早期感染了Ⅱ型疱疹病毒，可导致流产和胎儿畸形，孕中、晚期感染，虽然较少发生畸形，但也可以感染胎儿，引起胎儿宫内发育迟缓、早产等。疱疹病毒在胎膜破裂后可以进入宫腔，感染胎儿，分娩过程中胎儿通过产道时也可获得感染。新生儿受感染后可有发热、黄疸、出血、肝脾肿大、脑炎及皮肤疱疹等。这些受感染的新生儿，其中约60%死亡，仅20%可以痊愈，其余可以存活但留有后遗症。在我国Ⅱ型疱疹病毒感染不常见，如果怀疑孕妇或者新生儿有该病毒感染，可以做血清学方面的检查。如果证实有感染时可以使用抗病毒药物。如果阴道和子宫颈分泌物中有病毒存在，应该避免阴道分娩，以防止感染新生儿。以

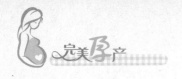

剖宫产为宜。

174 孕期患了阴道炎怎么办？

妊娠后阴道黏膜充血，分泌物增多。而且阴道上皮细胞内的糖原增多，阴道内酸性增加，特别适合念珠菌生长。所以孕妇容易患念珠菌性阴道炎。发生念珠菌性阴道炎时，孕妇感到外阴瘙痒、烧灼，难以忍受，有时还会出现尿频和尿痛，白带呈豆腐渣样。另一种阴道炎叫滴虫性阴道炎，是由于阴道毛滴虫感染所致。可以通过性行为直接传播，也可以通过公用的浴盆、浴巾、坐便器、衣物等间接传播。得了滴虫性阴道炎，也会出现外阴瘙痒，有稀薄的泡沫样白带，有时也会出现尿频、尿痛。检查白带可以看到白带中有毛滴虫。

妊娠期发生了阴道炎，应及时治疗，否则容易引起其他细菌的合并感染，甚至上行造成宫内感染。但是妊娠早期不宜用药以防药物对胎儿产生不良影响，不能口服及阴道内放药。念珠菌性阴道炎可以用苏打水洗外阴，而滴虫性阴道炎则可以用酸性液体洗外阴。等过了早孕期，就可进行阴道用药了。念珠菌性阴道炎常使用达克宁栓、米可定泡腾片等，配合苏打水冲洗外阴，连续治疗 10 天。滴虫性阴道炎最常使用灭滴灵，也是 10 天一个疗程。治疗后需复查，如果仍有感染存在，还需继续治疗。在治疗的同时，还需注意个人卫生，内衣应保持清洁干燥，必要时可煮沸消毒。如果反复发作念珠菌性阴道炎，应注意是否有糖尿病存在，必要时检查尿糖或者血糖，以除外糖尿病。

175 怀孕后期下腹部有受压迫的感觉是怎么回事？

由于胎儿下降，分娩时即将先露出的部分，已经降到骨盆入口处，因此出现下腹部坠胀，并且出现压迫膀胱的现象。这时你会感到腰酸腿痛，走路不方便，出现尿频。

176　孕期如何控制胎儿体重？

　　为了控制新生儿的体重，在妊娠期间，孕妇应适当参加活动，不要整天坐着、躺着。多吃新鲜蔬菜和含蛋白质丰富的食物，少吃含碳水化合物、脂肪量很高的食品，如甜品、油炸食品、甜饮料、水果等。

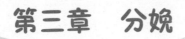

第三章 分娩

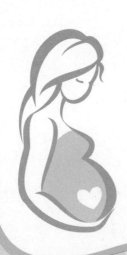

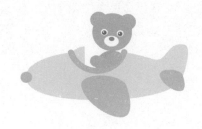

177 什么是自然分娩？

自然分娩是指在有安全保障的前提下，通常不加以人工干预手段，让胎儿经阴道自然娩出的分娩方式。

178 自然分娩对妈妈有什么好处？

自然分娩时出血少、感染概率也小。而且子宫、腹部无伤口，饮食、生活能很快恢复正常，而且自然分娩的妈妈一般在产后马上就可以给宝宝喂奶了，有利于母乳喂养。另外，自然分娩的女性生孩子后也更容易恢复体形。

179 自然分娩对宝宝有什么好处？

自然分娩是一种正常的分娩方式，对宝宝来说，从产道出来肺功能得到锻炼，皮肤神经末梢经刺激得到按摩，促进了神经、感觉系统发育。

180 决定分娩的几大因素？

决定分娩的因素为产力、产道、胎儿及精神心理因素。若各因素均正常并能相互适应，胎儿能顺利经阴道自然娩出，为正常分娩。正常分娩依靠产力将胎儿逼出，需有足够大的骨产道和软产道相应扩张让胎儿通过。而产力又受胎儿大小、胎位及产道的影响。此外，还受精神心理因素影响。

181 巨大儿对新生儿有什么危害？

巨大胎儿在分娩时可造成产程延长、难产，增加宝宝自身的损伤；巨大儿出生后，易发生低血糖；巨大儿的宝宝远期患糖尿病、冠心病、高血压、癌症的几率都要高于正常出生体重的宝宝。

182 巨大儿对母亲有什么危害？

（1）产妇在分娩过程中由于阴道过度伸张易造成母亲会阴重度裂伤和子宫脱垂。

（2）分娩期的延长造成产后大出血，危及产妇的生命，据有关数据统计，我国产妇死亡率为 0.488%，其中巨大儿造成的难产死亡率高于顺产死亡率。

（3）剖宫术后引发的伤口感染、腹腔粘连、子宫内膜异位症等发病率均较高。

183 喝蜂蜜水对分娩有帮助吗？

蜂蜜水可以促进消化，提高免疫力，但是否有助于顺产，目前为止还没有文献报道。

184 分娩有哪些信号？

妊娠足月（37周）后，出现见红、不规律宫缩、破水等情况是即将分娩的信号，就得入院。

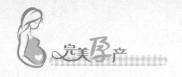

185 假宫缩是什么？

妊娠最后三个月，子宫出现间歇性收缩，医学上称为"布拉克斯顿·希克斯"症。

（1）假性宫缩无规律，可能几分钟出现一次，也可能几个小时才出现一次。

（2）宫缩强度不会逐渐增加，持续时间、频率都不会增加。

（3）宫缩不伴有见红或黏液增多的情况。

（4）假性宫缩时改变姿势，如走动、躺下等，宫缩会缓和，一般不难受。

（5）触摸感觉子宫像一个很硬的球。

（6）常在夜间出现，清晨消失，孕妇偶有腰酸腹坠，但很快就过去，能被镇静剂抑制。

186 什么是规律宫缩？

（1）开始时宫缩持续时间短（约30秒）且弱，间歇时间长（5~6分钟）。

（2）随产程进展，持续时间渐长（50~60秒）且强度增加，间歇时间渐短（2~3分钟）。

（3）当宫口近开全时，宫缩持续时间可达1分钟或更长，间歇期仅1~2分钟。

187 什么样的宫缩需要住院？

生产前几天或几周，你可能会感到子宫收缩，有点像是经期的腹部疼痛。这种子宫收缩俗称为假性阵痛，通常短暂而且不会很不舒服。真正的阵痛收缩则会越来越密集，也越来越痛。从最初的十几二十分钟到规律的5-6分钟，这时候我们的准妈妈就要准备收拾东西到医院待产了。

188 什么是见红？

大多数的孕妇在临产前 24～48 小时内（少数 1 周），因宫颈内口附近的胎膜与该处的子宫壁剥离，毛细血管破裂有少量出血与宫颈管内黏液栓相混，经阴道排出，呈现为茶褐色、粉红色或红色混合黏液，此称之为见红。见红是分娩即将开始的可靠征象。若阴道出血量较多，超过月经量，不应该视为见红，应考虑妊娠晚期出血，如前置胎盘、胎盘早剥等。

189 什么是破水？

大多数产妇在产程中出现胎膜破裂，羊水流出称为"破水"，这是正常的生理过程。也有少数产妇在临产之前发生破水，这时产妇没有其他症候，只有或多或少的羊水自阴道流出，称为"胎膜早破"。羊水过多、多胎妊娠、初产头浮、骨盆狭窄的孕妇容易发生胎膜早破。

190 怎样确定是不是破水了？

正常羊水是无色透明的，如果破水，就会控制不住地流出来。不过怀孕后期阴道的分泌物也会增多，容易和破水混淆。一般破水的时候，会感觉突然有一股水从阴道流出来，当胎头下降挡在宫颈口的时候，流水会减少，但是随着你的活动还会有一些流出来。如果有上述疑似症状都应保持平躺姿势立即入院，请医生进行确认检查。

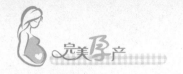

191 破水了羊水会不会流干？

孕妇未到预产期胎膜就发生破裂，这种情况属于胎膜早破，随着羊水不断外流，产妇担心羊水会流干。其实羊水是活水，在妊娠期羊水不断地产生，也不断地吸收，足月妊娠每天的交换量可达到800ml。羊水不会流干，一方面羊水会不断地产生，另一方面随着羊水的流出，子宫逐渐缩小，或有宫缩后将胎先露挤入骨盆，可以阻止羊水流出。

192 胎膜早破有什么危险？

胎膜破裂后，阴道内病原微生物容易上行感染，感染程度与破膜时间有关，有可能发生败血症，羊膜腔感染易发生产后出血。若突然发生破膜，有时可引起胎盘早剥，危及产妇生命。

胎膜早破常诱发早产儿，早产儿易发生呼吸窘迫综合征。出生后易发生新生儿吸入性肺炎。脐带脱垂、胎儿窘迫、胎儿及新生儿颅内出血及感染，严重者可导致败血症危，及胎儿及新生儿生命。

193 破水后应该怎么办？

一旦怀疑破水，应立即平躺（臀位者需抬高臀部），避免坐起和下地活动，记录破水时间，保留破水时打湿的衣裤（方便医生观察羊水性状），尽快到医院就诊。

194 什么是足月产？

月经周期正常的妇女，预产期准确的情况下，妊娠满37～42周为足月妊娠。此期间分娩为足月产，分娩的胎儿为足月儿。足月新生儿体重超过

2500g，一般为 3000g 以上，身长超过 50cm。这时的新生儿各器官已经发育成熟，可以适应外界的环境。

195 如果自然分娩不成功再剖腹产，是不是会受两次罪？

自然分娩是一个动态变化的过程，在试产过程中有可能发生各种问题，有许多问题都要观察，比如胎儿下降的程度，枕位的变化，头盆是否相称，胎心的情况，产妇的状态等等因素都会影响分娩，这些因素都是不可预知的。但在自然分娩过程中因异常因素改剖宫产，大部分情况下，对产妇和新生儿来说，是有一定的利处的，试产过程中经历的子宫收缩和胎头下降的过程，可使子宫下段拉长变薄，减少剖宫产时的出血量；子宫收缩和产道对胎头的挤压，可使宝宝的各感觉器官得到良性刺激，有利于宝宝出生后神经系统的发育和完善。所以，自然分娩过程中改剖宫产大部分情况下对妈妈和宝宝是有利的，并不是受两次罪。

196 什么情况下会剖腹产？

剖腹产应该是在母体或胎儿有异常时所采用的方法，例如，孕妇骨盆异常、胎儿过大、胎儿胎位不正，子宫有瘢痕，妊娠合并严重的内外科疾病等。不过，最终的分娩方式还是要根据您的自身条件由医生决定。

197 自然分娩影响产后性生活吗？

很多人认为分娩过程中阴道及外阴极度扩张，使周围肌肉组织极度伸展、拉长，造成阴道扩张或会阴撕裂，导致阴道松弛，由此会引起性敏感度降低而影响性爱。这是错误的理解，其实产后在保证营养素摄取的前提下，通过锻炼骨盆肌肉就可以改善阴道松弛的现象。随着产妇身体复原，性激素水平回升到原水平，性功能也会随之恢复。所以，完全不用为此担心。

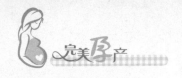
198 自然分娩为什么会减少宝宝羊水吸入的几率?

胎儿生活在羊水内,呼吸道内存在着一定量的羊水和黏液。阴道分娩的胎儿经过子宫收缩和产道的挤压,使胎儿肺里和呼吸道内的羊水和黏液得以流出,减少了新生儿羊水、胎粪吸入性肺炎的发生。

199 如何做好分娩前的准备?

预产期前,产妇就应通过医生或书本来了解有关分娩的知识,做好心理准备。预产期前 2 周,孕妇每天可能会感到有几次不规则的子宫收缩,经过卧床休息,宫缩很快就会消失。这段时间,孕妇需要保持正常的生活和睡眠,吃些营养丰富、容易消化的食物,如牛奶、鸡蛋等,为分娩准备充足的体力。临产前,孕妇要保持心情的稳定,一旦宫缩开始,应坚定信心,相信自己能在医生和助产士的帮助下安全、顺利地分娩。

200 胎盘是不是越成熟越好?

胎盘不是越成熟越好的,根据你所在的孕周有相应的胎盘成熟度就好,因为胎盘是供应胎宝宝营养的关键。过早成熟的胎盘意味着胎盘老化得快,容易导致胎宝宝供氧不足,甚至会导致胎宝宝的生长发育迟缓。到了怀孕晚期,胎盘基本趋于成熟。

201 什么是临产?

正式临产前大约在分娩前 2~3 周产妇自觉有轻微的腰酸,有不规律的子宫收缩。这种宫缩力度较弱,持续时间也比较短,一般不超过 30 秒钟。产妇感到腹痛，但可以忍受，可以伴有见红或者没有见红，这种情况常在夜间出现，清晨消失，这种宫缩不会增强，也不会引起宫颈口的扩张和胎儿先露的下降。这种情况称为"先兆临产"。经过先兆临产后，有一些产妇可以间隔许多天再正式临产，也有很快就正式临产的。明白了什么是先兆临产，孕妇就不要紧张，注意饮食和休息，准备迎接正式临产。

"十月怀胎，一朝分娩"。每个孕妇都盼望着宝宝出生这一天，那么怎样才知道要生宝宝了，也就是真正临产了呢？真正的临产是出现有规律的子宫收缩，开始时持续 20～30 秒，间隔 10 分钟左右，以后宫缩不断加强，持续时间增长，间隔时间缩短，可达到 10 分钟 3 次。开始时产妇感到腹部发硬、腰酸，以后疼痛就越来越明显，而且疼痛的时间也越来越长，同时伴有宫颈口不断开大，胎儿不断下降，阴道会有血性分泌物或者胎膜破裂羊水流出，这就是真正的临产了。

因此，临产指的是规律的子宫收缩（每 5～6 分钟宫缩一次，每次宫缩持续 30 秒以上，并逐渐加剧），伴有宫颈口的扩张和胎儿先露（宝宝最靠近妈妈骨盆下方的部位）的下降。临产为产程开始的标志。

202 临产后产妇需要自己观察什么？

临产后由产科医生和助产士陪伴监测准妈妈的各项体征和指标，但准妈妈需要自己观察胎动情况有无异常，子宫收缩的情况，阴道流血及流水的情况，还要注意有没有头痛、眼花、心慌、呼吸困难等不适症状，以便及时提醒医生和助产士，及时处理。

203 临产后医务人员会为你做什么？

临产后，医务人员会定时观察准妈妈的血压、脉搏、体温的变化，定期听胎心，检查子宫收缩的周期、持续时间及宫缩的强度，并要定期做阴道检查，了解宫颈口开大情况及胎儿先露下降的情况，破膜后还要注意羊水性状的变化，并要注意产妇进食及排尿的情况，如发现异常情况会及时进行处理。

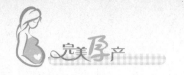

204 产程分为几个期?

产程分为 4 个期: 第一产程又称宫颈扩张期,从开始再现间歇 5~6 分钟的规律宫缩,到宫口开全。第二产程又称胎儿娩出期,从宫口开全到胎儿娩出。第三产程又称胎盘娩出期,从胎儿娩出到胎盘娩出。第四产程为产后观察期。

205 每个产程需要多长时间?

第一产程: 初产妇需 11~12 小时; 经产妇需 6~8 小时。第二产程: 初产妇需 1~2 小时; 经产妇通常数分钟即可完成,但也有长达 1 小时者。第三产程: 需 5~15 分钟,不超过 30 分钟。第四产程: 胎儿娩出至产后 2 小时。

206 如何减轻分娩时的紧张心理?

(1) 正确认识分娩,分娩是一个正常的生理过程,是妈妈和宝宝共同完成的一次完美配合;

(2) 掌握分娩相关知识,减轻对分娩的恐惧心理;

(3) 家属和导乐陪伴分娩。

207 为什么医生要做阴道检查?

阴道检查可以清楚地了解子宫颈开大的程度,如宫颈位置,软硬度,胎头的位置,胎头有无变形,和骨盆的关系到底正确与否。因此,在第一产程中医务人员每 2~4 小时做一次阴检,了解产程进展情况,以便及时处理和纠正出现的异常。

208 临产后的疼痛是怎样的？

当子宫口开大到 3cm 以上时，阵痛就会越来越剧烈。此时不仅是腹部及腰部的疼痛，产妇的大腿根，耻骨，尾骨也会出现疼痛感，有见红的产妇此时见红量也会越来越多。部分产妇随着宫缩的加重会出现恶心，呕吐的症状。

209 顺产真的特别疼吗？

准妈妈通常会通过听朋友说、看电视剧、看论坛等方式对分娩的疼痛产生一种恐惧心理。分娩的疼痛确实很疼，但这种疼痛是一种生理性的疼痛，不会对准妈妈的身体造成损害，而且，进入产程后，减轻分娩疼痛的方法有很多，医务人员会根据您的需要来帮助您，所以不用过度惧怕。

210 产妇会不会因为宫缩疼而晕厥呢？

没有产妇会因为宫缩疼而晕厥。阵痛确实是一件非常痛苦的事情，但是它是生理性的，不会对妈妈机体造成危害。

211 剖腹产是不是一点都不疼？

剖腹产是顺产不成功的情况下才不得不采取的方法，可是现在好多准妈妈因为害怕疼痛，在分娩之前就主动要求剖腹产。剖腹产就真的一点都不疼吗？其实不然，剖腹产术中的牵扯痛，术后切口的疼痛，这些都是需要产妇承受的。

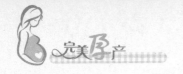
212 阵痛过程中要如何转换心情?

首先要建立自然分娩的信心，不要把注意力全部放在阵痛上，把阵痛看成是一个自然的生理过程；其次，可以请家人或导乐师陪伴分娩，在宫缩间歇时可以通过聊天、听音乐、看电视、看电影等方式分散注意力，缓解焦虑紧张情绪。也可根据医生的指导进行适当的活动，如散步、变换体位等。

213 阵痛开始后可以洗澡吗?

阵痛开始后，产妇大多会出很多汗，在还没有破水的时候你可以冲个澡，有利于您的舒适和皮肤会阴的清洁。

214 准爸爸陪在产妇身边可以做些什么?

阵痛开始了，准爸爸要为准妈妈提供精神支持和后勤保障，如喂水喂饭、擦汗、按摩，帮准妈妈分散对疼痛的注意力等。

215 家人的陪伴可以减轻分娩疼痛吗?

可以。产妇在分娩时，一部分的疼痛是由心理紧张造成的，如果家人能够陪伴分娩，就可以很好地运用亲情对产妇的心理慰藉、支持作用，消除准妈妈对医院的恐惧，降低痛觉反射，为轻松分娩创造有利的环境和条件。

216 用自我安慰的方法可以减轻分娩疼痛吗?

可以。首先，产痛能使产妇脑中产生一种抗痛物质—脑啡肽，对胎儿智力的发育非常有益。在分娩的过程中，如果能用"痛苦是为了更早的见到宝宝，能让宝宝更聪明"这样的自我暗示，不仅可以增强妈妈对抗疼痛的意志力，还能缓解妈妈的焦虑紧张情绪，分散对疼痛的注意力，从而在一定程度上减轻产痛。

217 音乐疗法可以减轻分娩疼痛吗？

可以。分娩当中听点轻松熟悉的音乐，通过音乐对大脑的刺激，将听觉中枢调节至兴奋状态，抑制痛觉中枢，还可以使身心放松，使痛感明显降低。另外，音乐可以缓解焦虑，有助于加速分娩的进程。

218 通过呼吸技巧可以减轻分娩疼痛吗？

可以。为了减少生产时的紧张和压力，运用科学的呼吸方法是非常必要的，正确的调整呼吸可保证胎儿供氧，同时减轻自体对疼痛的敏感性。所以建议产妇提前参加妈妈课堂，不仅可以学会正确的呼吸方法，还可以模拟生产时的紧张气氛，让自己提早熟悉分娩现场，做好心理准备。这样，在分娩过程中就可以大大减缓分娩的痛苦了。

219 呼吸减痛法——深呼吸如何运用？

鼻子吸气的时候，你能感到肺部的最下端充满空气，胸廓下缘向外和向上扩张，紧接着，用嘴缓慢而深沉地将气呼出。这会产生一种镇静的效果，在子宫收缩的开始和结束时做上述呼吸是最理想的。

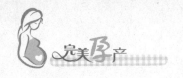

220 呼吸减痛法——浅呼吸如何运用？

仅使肺部的上部充气，这样胸部的上端和肩胛将会向上升和扩展。呼吸应该丰满而短促，嘴唇微微开启，通过喉部把气吸入。浅呼吸大约 10 次之后需要再次深呼吸，之后再做 10 次浅呼吸。当子宫收缩达到高点时可以采用这种呼吸方式。

221 呼吸减痛法——浅表呼吸如何运用？

在阵痛频繁的时候，最容易和最有用的方法就是进行浅表呼吸，类似于喘气。想象一下 "喘气 – 呼气 – 吹气" 的过程。子宫颈完全张开之前，在过渡到停止往下施加腹压的时候，为了防止换气过度，可喘息 10 ~ 15 次，然后屏住呼吸默数 5 下。

222 什么是导乐分娩？

导乐师是陪伴产妇分娩全过程的专业人员，她的工作是指导产妇进行顺利自然的分娩。分娩过程中，导乐师每时每刻陪伴在产妇身边，对产妇进行指导、观察，进行 "一对一" 护理。通常当产妇子宫口开两厘米时，导乐师就要开始全程陪伴。整个产程中，导乐师要指导产妇分娩的每个步骤，解释宫缩阵痛的原因，为产妇打劲鼓气，同时还需要为产妇进行心理疏导，帮助产妇克服恐惧心理。

223 导乐分娩有什么好处？

有了导乐师的全程陪护，产妇的心理压力减轻，信心加强，导乐师还会对准妈妈进行产程中的饮食、呼吸、与医务人员配合等指导，有利于促进自然分娩。目前许多妇幼保健院都提供助产"导乐"服务，属于收费服务。

224　分娩时为什么产生剧痛？

产妇接近临产时，体内激素发生变化，引起子宫从无规律收缩逐渐变成规律的宫缩。宫缩时的子宫肌纤维强烈收缩，以及宫腔内压力的骤增，产生神经冲动并向中枢传导而产生剧烈疼痛。经用特定的疼痛测量法评价，绝大多数产妇疼痛的评分达到了10分（疼痛的极点）。

225　分娩痛有办法解除吗？

回答是肯定的。随着现代医学技术的飞速发展，人们已经有了很多的办法来缓解产妇分娩时的疼痛。椎管内局部麻醉药的应用是当今最常用而且最安全有效的分娩镇痛方法。

226　何时以及怎样申请分娩镇痛呢？

产妇一旦决定要做无痛分娩，即可向护士或者自己的主管医生提出申请，医护人员就尽早与麻醉师联系，安排最佳的时间进行治疗。

227　什么是无痛分娩？

在医学上叫做"分娩镇痛"，是使用麻醉的方法使分娩时的疼痛减轻甚至消失。分娩镇痛可以让准妈妈们不再经历疼痛的折磨，减少分娩时的恐惧和产后的疲倦，让她们在时间最长的第一产程得到休息，当宫口开全时，因积攒了体力而有足够力量完成分娩。

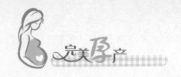

228 无痛分娩真的就不疼了吗？

每个人对疼痛的感觉都不同，属个人主观感受。麻醉医生在给产妇施行分娩镇痛麻醉时，要考虑不影响产程和胎儿安全的原则下，通过严格地给予镇痛药物，不影响子宫规律性收缩，即可阻断分娩时的痛觉神经传递，从而达到避免或减轻分娩痛苦的目的，把分娩疼痛降到最低，但保留子宫收缩和有轻微痛感。产妇的精神状态若处于紧张、恐惧、焦虑、信心不足之中，也会增加对疼痛的敏感度，因此，做好精神上的准备也是减轻疼痛感的一个好方法。不管用什么方法都很难做到绝对不痛，它的应用是让难以忍受的子宫收缩阵痛变为可忍受，或只是感受子宫收缩而不痛。

229 最好的镇痛方法是哪种？

目前世界公认最有效、安全的分娩镇痛方法是椎管内阻滞，这种操作由有经验的麻醉医师进行。麻醉医师在腰椎间隙进行穿刺成功后，在蛛网膜下腔注入少量局麻药，并在硬膜外腔置入一根细导管，导管的一端连接电子镇痛泵，由产妇根据疼痛的程度自我控制给药（麻醉医师已经设定好了每小时的限量，不必担心用药过量），镇痛泵可以持续使用直至分娩结束。在整个过程中，麻醉药的浓度较低，大约相当于剖宫产麻醉时的 1/5 ~ 1/10，安全性高，几乎不影响产妇的运动，产妇意识清醒，能主动配合。

230 进行椎管穿刺置管时疼吗？

穿刺置管是在局部麻醉下进行，产妇仅感觉轻微不适而已，与子宫收缩时的腹痛腰痛相比要轻微得多了。

231 使用无痛分娩后还需要产妇用力分娩吗？

回答是肯定的。现在所用的镇痛药是一种"感觉与运动分离"的神经阻滞药，它选择性地阻断产妇痛觉的传导，而运动神经不受影响。分娩期间，产妇完全活动自如，腹肌收缩和子宫收缩均保持正常。相反，产妇疼痛缓解后，精神完全放松，全身不再紧张，有利于产妇用力，宫口扩张也就更加容易，因而加速了产程的进展。

232 无痛分娩中分娩方式有可能改成剖宫产吗？

自然分娩是否改成剖宫产，与是否进行无痛分娩没有必然的联系，它取决于胎儿头盆是否相称、是否有异常胎位和胎儿宫内窘迫等产科因素，有些因素只能在分娩过程中逐渐显现出来，在分娩镇痛过程中如需进行剖宫产，产妇可及时进入手术室实施手术，如果分娩镇痛效果确切，通过置管处给药可以免去了再次椎管穿刺的过程，从而节省了手术前的准备时间。

233 我适合做分娩镇痛吗？

分娩时的剧烈疼痛可以导致体内一系列神经内分泌反应，使产妇发生血管收缩、胎盘血流减少、酸中毒等，对产妇及胎儿产生不良影响，因此良好的分娩镇痛非常有意义。所以只要无剖宫产适应证、无硬膜外禁忌证、产妇自愿的情况下，都可以做无痛分娩，但是如果有下列情况者则不适宜做无痛分娩，产妇拒绝、凝血功能障碍且接受抗凝治疗期间、局部皮肤感染和全身感染未控制者、产妇难治性低血压及低血容量、显性或隐性大出血、原发性或继发性宫缩乏力和产程进展缓慢、对所使用的药物过敏、已经过度镇静、伴严重的基础疾病包括神经系统严重病变引起的颅内压增高、严重主动脉瓣狭窄和肺动脉高压、上呼吸道水肿等。

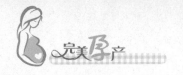

234 临产后饮食应注意什么？

一般情况下，新妈妈的产程约需要 12 小时左右。可以吃一些易消化吸收、少渣、可口味鲜的食物，如牛奶、酸奶、巧克力等，要吃好、吃饱，为自己积攒足够能量。

235 临产后产妇吃不下东西时可以不吃吗？

临产时，由于宫缩阵痛，有的产妇不够安静，而且又不吃东西，甚至连水也不喝，这是不科学的。临产相当于一次重体力劳动，产妇必须有足够的能量供给，才能有良好的子宫收缩力，宫颈口开全才有体力把孩子生出。不好好进食、饮水就会造成脱水引起全身循环血容量不足，当然供给胎盘的血量也会减少，引起胎儿在宫内缺氧。

236 临产后如何活动？

临产后，在宫口开大 3cm 前，建议您卧床休息，保证睡眠，积攒体力，宫口开大后，提倡自由体位待产，在医务人员允许的情况下，可采取自己舒适的体位和活动方式。

237 为什么临产后要勤解小便？

膀胱就在子宫的前方，膀胱的充盈与否可直接影响胎头的下降和产程的进展。而临产的产妇有时因宫缩疼痛而忽略了排尿的问题，多数产妇还是因为不习惯在床上排尿，或者因胎头的压迫而排不出尿使膀胱充盈明显，结果反又造成因膀胱过度充盈使胎头不能下降影响产程进展，反复的子宫收缩胎头压迫膀胱，久而久之可发生血尿，如果时间更长还可发生膀胱阴道瘘。所以，临产后，产妇应每 2～4 小时小便一次，以免膀胱充盈影响子宫收缩及胎头下降。

238 临产后解不出小便怎么办?

膀胱充盈明显在床上不能排尿的产妇，可在医护人员的协同下，只要是未破水，可下地入厕。仍不能排尿时，也可先试试冲洗外阴的同时，手轻压耻骨联合上方膀胱区，试试能否排尿，如果仍未成功，只有在严格的无菌操作下，由护士来导尿后放置导尿管来排尿。

239 临产后为什么要监测胎心?

胎心反映胎儿在宫内状态，当各种原因引起胎儿缺氧时，胎心很敏感地会出现变化。正常的胎心率为 120～160 次/分，持续低于 120 次/分，或高于 160 次/分都表明胎儿已有缺氧迹象。

240 分娩过程中羊水变成绿色了正常吗?

当羊水中有少量的胎粪混入时羊水可以变为黄色，但当有多量的胎粪排出至羊水中，尤其是当羊水量较少的情况下，羊水可变为绿色，甚至深绿色，变得很黏稠了。正常头位分娩的胎儿，在产程中是不应该有胎粪排出的，只有在胎儿缺氧的情况下，胎粪才排出。因此当我们看到羊水变黄、变绿，表明胎儿有缺氧存在了。

241 第一产程准妈妈应该做什么?

第一产程是养精蓄锐的时候，产妇通常是不需要动用体力的，只要保持

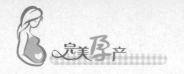

稳定的情绪，慢慢适应已经来临的宫缩痛，保持正常的呼吸即可。如果没有胎膜早破出现，在宫缩间歇期可以离床活动，胎儿的重力作用使胎头对宫颈的压力增加，宫颈扩张加快，可以加速产程进展；如果没有禁忌证，产妇可以采取各种姿势，只要感觉舒适放松就好。疲劳时利用宫缩间歇上床休息，睡觉更好，以保证分娩时有充分的体力和精力。孕妇应该少量多次进食一些高热量易消化的食物，每隔 2~4 小时排便排尿 1 次，以防盆腔过分充盈妨碍先露下降。

242 第二产程准妈妈应该做些什么？

正常情况下此时胎儿先露部已经下降进入骨盆腔，胎儿先露部压迫直肠及膀胱可以反射性引起产妇产生便意，此时产妇需要配合医生，宫缩时深吸气并屏气像解大便样向下用力促进胎儿一点点下降；宫缩间歇时，呼气，全身充分放松，抓紧时间休息，进食一些热量高的流质食物；当胎头已经到达阴道口即胎头着冠后，宫缩再来时，孕妇应张口哈气，待宫缩后屏气用力，目的是充分扩张会阴，防止会阴损伤。

243 第三产程准妈妈应该做什么？

第三产程胎儿已顺利娩出，医生会清理新生儿的口鼻黏液，处理新生儿的脐带，常规查体后把新生儿送到妈咪的怀里，这对精疲力竭的新妈咪来说是莫大的安慰，也是临床常说的早接触，可以达到稳定新妈咪情绪的作用。此期时间短，医生需要在产妇配合下把胎盘完整娩出，同时仔细检查软产道有无裂伤，缝合伤口。

244 第四产程准妈妈应该做些什么？

第四产程指胎儿胎盘娩出后的 2 小时时间，此时医生会定时监测孕妈咪生命体征、阴道流血等生命体征变化，适当给予补液治疗。产妇应彻底放松自己，进食易消化食物，并在产后 1 小时内为宝宝进行早接触、早吸吮、早开奶。

245 临产后陪产的家人可以做什么？

帮助产妇分散注意力，一起聊聊产妇感兴趣的话题，和产妇一起了解一些分娩的知识，有效地缓解分娩过程中的不适，从而降低对宫缩的感受力。督促产妇进食及解小便，为分娩做充分的准备。

246 临产后准爸爸需要怎样做？

了解她对分娩的态度、心情和情绪变化。尽可能鼓励产妇多走动，促使胎头下降；缩短产程。看护产妇进食、及时排尿。不断给予产妇表扬和鼓励。帮助产妇树立顺利分娩的信心。根据产妇的需要，给她按摩背部。指导产妇做深呼吸，使她的精神安定、放松。跟医生多交流，并随时告知产妇产程的进展及胎儿情况。

247 丈夫陪产有哪些好处？

产妇分娩时，丈夫在一旁抚慰，宛如一种力量，起到缩短产程，推动孩子出生的作用。法国、西班牙、波兰等国家妇产科专家的研究表明：产妇分娩时丈夫亲临现场，对于痛苦异常的妻子给予安慰和帮助，这样会大大地增加妻子分娩的力量，使婴儿更快产出。据统计：初产妇分娩的时间可由 10 ~ 12 小时缩短至 7.3 小时；经产妇分娩的时间可由 6 ~ 8 小时缩短至 5.2 小时。不少丈夫在陪伴妻子生产之后，都十分钦佩妻子的勇气和毅力。丈夫亲眼目睹了妻子为宝宝的诞生付出了巨大的努力和痛苦，因而格外疼爱自己的妻子，珍惜两人得之不易的爱情结晶。妻子在最困难的时候有丈夫守在身边，两人

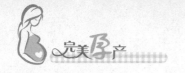

共同经历这一人生特殊事件，内心会充满爱的力量。

248 什么是宫缩乏力？

表现为子宫收缩弱而无力，持续时间短，间歇时间长，并且不随着产程进展而逐渐好转。会使宫颈口扩张及胎儿先露部位下降缓慢，产程延长或停滞。

249 产程中，宫缩乏力怎么办？

准妈妈在分娩前要树立克服困难的信心，听从医生和助产士的指导，解除心理压力，但如果产妇的宫缩一直很微弱，医生则可以用宫缩剂加强宫缩。如果是因为准妈妈身体疲惫而导致宫缩乏力，医生会根据情况给药休息，这样强有力的宫缩就会再次来临。同时鼓励准妈妈吃一些容易消化吸收的食物，提起精神迎接分娩。

250 什么情况需要催产？

足月引产目的是终止妊娠对孕妇或胎儿的益处优于继续妊娠。比较明确推荐引产的主要指征有：延期妊娠（妊娠达 41 周仍未临产）；母亲疾病，如严重的糖尿病、高血压、肾病等；胎膜早破，未临产者；胎儿因素，如可疑胎儿窘迫、胎盘功能不良等。在引产前应严格评估骨盆、宫颈和胎位及母儿状态。

251 生孩子有时间限制吗？

总产程即分娩全过程，是指从开始出现规律宫缩直到胎儿胎盘娩出，总产程时间不应超过 24 小时，超过这一时间称为滞产。总产程又分 4 个产程：第一产程：初产妇需 11～12 小时；经产妇需 6～8 小时。第二产程：初产妇需 1～2 小时；经产妇通常数分钟即可完成，但也有长达 1 小时者。第三产程：需 5～15 分钟，不超过 30 分钟。第四产程：胎儿娩出至产后 2 小时。

252 产程时间过长有什么危险？

（1）由于产程过长，子宫不断收缩，所以子宫的肌肉经过长时间的收缩及缩复作用，会拉得很长、很薄，有发生子宫破裂的危险。

（2）胎儿在宫内长时间受到宫缩的挤压，由于每一次子宫收缩的高峰期，都有胎儿血液循环的短时间的中断，时间过长会造成胎儿的缺氧，出生时可能发生新生儿呼吸不好，甚至胎死宫内。

（3）产妇经过长时间的分娩、产痛，常常十分疲乏，甚至可以衰竭，因此，产后子宫收缩就会乏力，容易发生产后出血。

（4）产程过长，也容易发生母儿的感染，新生儿可有肺炎，败血症，产妇可有子宫的感染，甚至发生更为严重的感染。

所以准妈妈们要积极努力配合医生，争取顺利分娩。

253 什么时候进入产房？

一般我国的绝大多数医院均在临产后，当阵痛时间缩短到 3 分钟一次，子宫口开大 2～3cm 时，产妇就要进入产房了，目前有少数条件较好的医院提供家庭化分娩模式（LDR 一体化产房），产妇可在自己的病房分娩。

当规律宫缩间隔 3 分钟一次，每次持续时间达 30 秒以上时，病房的医生或护士会检查宫口开大情况，达到入产房的标准时，由病房护士送产妇进入产房并与产房工作人员进行病情交接。

还有部分产妇并未临产也需进入产房，因为需要进行一些人工干预或处理，如人工破膜、催产素点滴引产等。

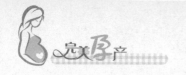
254 进入产房后医务人员会为产妇做什么？

产妇在宫口开大 2～3cm 时，由护士护送入产房，助产士接收产妇后，检查宫口开大情况，听胎心率，做胎心监护。如胎心监护正常，则在待产室待产，助产人员定时进行胎心率检查、检查了解宫颈口开大情况（一般情况宫口开大 3cm 前每 4 小时检查一次，开大 3cm 后每 2 小时检查一次，根据情况也会有所调整）及胎头下降情况。

255 胎位是什么？

胎儿在子宫里的姿势和位置。胎位是指胎儿先露的指定部位与母体骨盆前、后、左、右的关系，正常胎位多为枕前位。妊娠 30 周后经产前检查，发现臀位、横位、枕后位、颜面位等谓之胎位不正，其中以臀位为常见。胎位不正如果不纠正，分娩时可造成难产。

256 胎位不正的发生原因有哪些？

与妊娠周数大小、骨盆腔大小与形状、子宫内胎盘大小与着床的位置、多胎次经产妇松弛的腹肌、多胞胎妊娠、羊水不正常、脐带太短、是否有子宫内肿瘤或子宫先天性发育异常（例如双角子宫或子宫内膈膜）等因素有关。但在大多数的情况下，胎位不正的原因并不一定可以归类，也就是所谓的不明原因。

257 什么是胎先露？

最先进入骨盆入口的胎儿部分称为胎先露。纵产式有头先露和臀先露，横产式为肩先露，根据胎头伸屈程度，头先露分为枕先露、前囟先露、额先露及面先露。臀先露分为混合臀先露、单臀先露、单足先露、双足先露。横产式时最先进入骨盆的是胎儿肩部，为肩先露。偶见胎儿头先露或臀先露与胎手或胎足同时入盆，称为复合先露。

258 什么是胎儿窘迫？

胎儿因为受到母亲及胎盘的影响，或子宫因为受到不同的生理及病理变化，而产生胎儿缺氧及酸血症的症状，最后在胎儿心音监测器上产生心跳迟缓的征兆，称为"胎儿窘迫"。

259 宫缩来临时可以用力吗？

宫口未开全时，宫缩来临的时候是不能用力的。过早用力会导致宫颈水肿、会阴水肿，影响产程进展，体力消耗过度会增加宫缩乏力、产后出血的风险。当宫口开全后，会阴膨胀，宫缩时可根据医生或助产士的指导进行正确用力，以增加腹压、协助宫缩，促进分娩。

260 生孩子为什么不要大喊大叫？

分娩时大喊大叫不仅不能够减轻宫缩时的疼痛，反而可能因为过度换气，导致母体缺氧，胎儿的脑部、脐带、子宫、胎盘循环血量减少，继发碱血症等等，还会过度地消耗体力，增加难产风险。

261 分娩过程中想排大便怎么办？

在分娩的过程中，胎头下降压迫直肠，因此，会有强烈的想要大小便的欲望，当出现这种感觉时，多数情况下预示着宫口已开全，少数为胎儿胎位

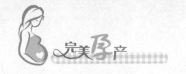

不正导致，所以，出现上述感觉应及时告知医务人员，给予正确处理。

262 阵痛过程中想吐怎么办？

随着分娩进程的推进，子宫的收缩会越来越强烈，而此时胃部受到压迫刺激，部分产妇会特别想吐。想吐的话就尽量吐出来，不要忍住，吐出来反而会舒服些。

263 什么时候可以上产床？

初产妇当子宫口开全时（开大10cm），经产妇开大4cm时，产妇从待产室进入产房，在产床上分娩，这时产妇可以用力使用腹压，有助于胎儿娩出。

264 生产时为什么要用催产素？

如果预产期已经到了，但是准妈妈还是没有分娩的症状，或有妊娠合并症，那医生可能就需要使用催生素引产了。催产素引产的合理运用可加快产程、降低剖宫产率及围产儿死亡率，减少准妈妈的痛苦。

265 第二胎生的比第一胎快吗？

一般来说，如果是顺产，第二胎的产程要明显比第一胎的产程短，但要根据产妇和胎儿的具体情况，如胎位、胎儿大小、产妇年龄、有无妊娠合并症等。

266 第一胎剖腹产第二胎可以顺产吗?

第一次是剖腹产,并不是说以后再生孩子也一定要剖腹产。假如第一胎剖腹产的原因是因胎位不正,羊水太浓稠,胎儿心跳不佳等因素,那第二胎自然产的成功概率可达80%~90%。如果第一胎选择剖腹产是因为骨盆太小、产程迟滞,那第二胎自然产将有高达60%~70%的失败率。第二胎是否采取剖腹产还与第一次剖腹产的手术方式有关。第一胎采取子宫横切手术,第二胎自然产发生子宫破裂的概率约为0.5%~4%;第一胎采取直切或倒T切法,第二胎子宫破裂的概率约为9%。

总体上来看,有60%~80%尝试剖腹产后阴道自然分娩的女性最终能够顺产。美国妇产科学会专家认为:上次剖腹产指征已不存在;本次怀孕无头盆不称、无严重合并症或并发症等剖腹产指征;以前只做过一次剖腹产手术,而且当时子宫的切口是下段横切口,那么就具备了尝试自然产的基本条件。

267 分娩过程中出现没有力气使劲了怎么办?

到了该要用力娩出胎儿的时候,大多数准妈妈已经被阵痛折磨的筋疲力尽,饥饿及非常沮丧了。不用担心,医生及助产士会根据具体情况帮助你的。准妈妈应该注意的是尽量不要哭闹,积极配合工作人员,让用力时就用力,不用力时就抓紧时间休息,注意调整好呼吸,大多数妈妈是可以坚持到最后的,要相信自己。

268 分娩时, 产妇如何配合助产士?

当宫口开全时,产妇疼痛有所缓解,有解大便感,工作人员会指导产妇屏气用力的正确方法,此时产妇要调整自己的心理和体力,积极配合,正确用力,以加速产程进展,否则消耗体力影响产程进展而使产程延长,胎儿易发生宫内窒息及颅内出血。当胎头露于阴道2~3cm大小时,助产士要消毒冲

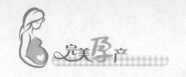

洗外阴，铺消毒无菌巾，接生人员刷手，铺各种无菌单子，准备接生了。在铺好单子，消毒好后，产妇不能随意扭动，手也不能碰消毒巾，接生必须在无菌条件下进行，否则，污染就会造成感染，给母儿带来危害。

269 胎儿头部马上要出来时如何配合助产士用力？

胎头双顶径即将娩出时，最容易造成产妇会阴部的撕裂，因此，助产士在进行助产的时候，会指导产妇避免用力，使胎头缓慢娩出。但往往此时产妇会感到会阴部胀痛难忍而控制不住地向下用力从而使胎儿过快娩出，增加产妇会阴部的损伤。所以，在胎头即将娩出的瞬间，需与助产人员密切配合，将嘴巴张开，快速哈气，能有效避免用力增加腹压，使胎头缓慢娩出，减少产妇会阴的损伤。

270 分娩时会情不自禁的大小便怎么办？

分娩时在产床上产妇会排便，这很正常。医生对这件事的态度很客观，他们认为这只是人体器官一种正常的运动。当宝宝的头通过产道时，直肠会变得平滑，里面的内容物就会被推出来。所以，您不要觉得尴尬。

271 一定要躺着生孩子吗？

目前大多数医院都是采用截石位（产妇平躺，双腿分开）接生，但自由体位分娩是发展趋势，也就是在安全保障的前提下，您可以采取自己感觉舒适的体位和姿势分娩，但具体情况要根据您选择的医院情况而定。

272 为什么要用产钳？

产钳术是指使用产钳牵引胎头帮助胎儿娩出的手术，是难产的一种处理方式。适应证为：

（1）因第二产程中宫缩乏力，持续性枕后位或枕横位而第二产程延长者。

（2）胎儿宫内窘迫，或产妇有明显衰竭者。

（3）产妇合并有心脏病、高血压、妊高征、肺部疾患等需缩短第二产程者。

（4）吸引器助产失败，确认为无明显头盆不称或胎头已入盆甚至已通过坐骨棘平面者。

（5）臀位、后出头须产钳助产者。

（6）有前次剖宫产史或瘢痕子宫者。

273 什么是会阴侧切？

会阴侧切是指在胎儿娩出前，在产妇的阴道和肛门之间（会阴部位）做一斜行切口，其目的是为了增大阴道的开口，有助于胎儿的娩出，避免会阴重度撕裂。

274 会阴切开术是不是很痛呢？

一般在行会阴切开术前，会先进行会阴部神经阻滞麻醉，麻痹会阴部痛觉神经，因此，在行会阴切开术时一般不会很痛。

275 是不是每个产妇都需要会阴侧切？

侧切不是阴道分娩常规操作，不是每个生产都要侧切，只是有必要时才

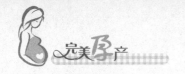
行侧切术，是产科医生权衡利弊、充分考虑母婴健康而做出的决定。

276 什么情况需要做会阴切开术？

会阴弹性差、阴道口狭小或会阴部有炎症、水肿等情况，估计胎儿娩出时难免会发生会阴部严重的撕裂；胎儿较大，胎头位置不正；35 岁以上的高龄产妇，或者合并有心脏病、妊娠高血压等高危妊娠时，为了减少产妇的体力消耗，缩短产程；子宫口已开全，胎头较低，但是胎儿有明显的缺氧现象，胎儿的心率发生异常变化，或心跳节律不匀，并且羊水混浊或混有胎便时均需做会阴切开术尽快娩出胎儿。

277 会阴侧切会影响性生活质量吗？

有些产妇担心做了会阴侧切术后，会使阴道内的神经受损、会把缝合用的线结残留在阴道内、使阴道变得松弛，从而影响产后的性生活。其实，这样的担心完全没有必要。会阴侧切术是在阴道外口（相当于时钟上 5 点钟的位置）做了一个几厘米长的切口。这么小的切口，又及时地进行了缝合，很快就会愈合的。再则，做会阴缝合时，都是使用的可吸收缝合线，很快就会被机体吸收，所以阴道内不会残留线结，也不会使产妇在产后过性生活时有异物感。做会阴侧切术后，也不会使阴道变得松弛。因为阴道内的弹力纤维就像橡皮筋一样，用手使劲拉时，它就会伸长，一松手，它便会恢复原状。同样道理，产妇在分娩时，胎头会使阴道内的弹力纤维充分扩张。分娩后，阴道内的弹力纤维就会收缩，并恢复到产前的状态。

278 会阴切开后如何修复呢？

会阴切开后一般用可吸收的外科线缝合，须在不同层面分别缝合。缝合后通常不需拆线，几周之后，会自行吸收。

279 孩子生出来分娩就结束了吗？

胎儿娩出 10 ~ 15 分钟后，产妇还是会感到轻微的宫缩痛，这是因为产妇要将从子宫壁剥离的胎盘等废物从母体内娩出而引起的阵痛，产妇只要配合助产士轻轻用力就能够将胎盘排出体外。

280 为什么生完孩子后我的脸上有好多出血点？

在分娩最后时刻，为了将孩子生出来，产妇必须用尽全身力气，用力时像排便一样，重点是要向下用力，但是有的产妇不会控制用力的方向，而把力气全部用在了上半身及脸部的话，那么脸部的毛细血管就会破裂，所以脸上就会出现很多出血点，不过这种情况几天就会消失，产妇不用过于担心。

281 产妇产后排不出尿怎么办？

正常情况下，产妇于分娩后 4 ~ 6 小时内应当解一次小便，有些分娩不顺利的产妇，往往出现排尿困难，这是因为：

分娩过程中，胎儿先露较长时间地压迫膀胱，膀胱黏膜充血、水肿、肌肉张力减低、收缩力差；产妇因为会阴伤口产生疼痛，对排尿产生恐惧心理，尿道反射性痉挛，因此排尿困难；产妇腹壁松弛，张力下降，排尿无力。另外，也有些人不习惯躺着排尿，因此很容易发生尿潴留或尿不彻底，留有残余尿，而产后抵抗力差，细菌很容易乘虚而入，发生尿路感染。

如果产后 4 ~ 6 小时仍未解小便，下列方法可以协助你排尿：

产后多饮水，短时间内饮水 500 ~ 600ml，可使膀胱充盈，促使排尿；小便时争取半蹲半立的姿势，用热水熏洗外阴，或用温开水冲洗尿道周围，或让产妇听流水声，以诱导排尿；在下腹正中放置热水袋以刺激膀胱收缩；用开塞露 2 支挤入肛门，刺激排便时排尿；针灸治疗，可采用强刺激法刺激关

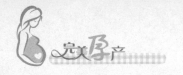

元、气海、三阴交及阴陵泉穴；药物治疗，肌肉注射新斯的明，帮助膀胱肌肉收缩。

282 生完宝宝为什么还不让我和家人 "团聚"？

产后 2 小时，是产后出血等产后异常情况的高发期，所以产妇在分娩后 2 小时要在产房观察，由助产士观察生命体征及宫缩和出血情况，及时处理异常，保障产妇和新生儿的安全。

283 会阴侧切伤口需要注意什么？

会阴部前近阴道后邻肛门，细菌繁多。阴道里有许多细菌寄生。如果产程延长，平时阴道和会阴有炎症、水肿等，则会阴处的切口愈合情况可能欠佳。加上产后排便、恶露排出，也可使切口受到污染而出现发炎情况。因此，会阴切开以后，要保持局部清洁卫生，每次大小便以后要立即用净水清洗，以免污染伤口，勤换内衣裤，不要过久使用卫生巾。

284 脐带绕颈影响自然分娩吗？

脐带绕颈不是手术指征，根据脐带的长短及与胎儿的位置，密切监测胎心的情况下，自然分娩是没有问题的。

285 心功能不好能自然分娩么？

需要根据心功能的级别以及孕妇个体的耐受情况而定，一般心功能 Ⅰ~Ⅱ级是可以自然分娩的。

286 妊娠合并心脏病产妇该怎样分娩？

经医生允许妊娠的妇女，整个孕期都应在医生的严密监护下进行。孕妇应安排好生活和工作，每天至少保证 10 小时睡眠，避免过度劳累和情绪激动。妊娠合并心脏病的孕妇分娩时应平静、放松，为防止产妇过度用力，宫口开全后应行产钳或胎头吸引助娩，及早结束分娩。

287 心脏病孕妇在分娩期容易发生什么问题？

分娩期是对孕妇心脏功能的巨大考验，此时心脏负担最重，极易发生心力衰竭。临产以后的子宫收缩、疼痛；胎儿将要娩出时孕妇用力，全身骨骼肌收缩；产妇屏气；都会使大量的血液回到心脏，并且还会使血管的阻力增加，心脏必须用更大的力量才能把心脏里的血液排出去，这都使心脏的负担大大的增加。剖宫产可以减少分娩的时间，从而减轻心脏的负担，但是由于麻醉及其手术的创伤，以及术后可能发生的感染，都可以影响心肺功能，而导致心力衰竭，所以剖宫产也不是绝对安全的。

288 心脏病的孕妇究竟应该采取何种分娩方式呢？

这主要取决于病人的产科条件和心脏功能。产科情况正常，无其他合并症，心脏功能为 Ⅰ～Ⅱ 级，可以考虑经阴道分娩。分娩一开始，就要给予抗生素直至产后一周，以预防感染。产程中尽量使产妇保持安静，适当给予镇静剂，给产妇吸氧。严密观察产妇的血压、心率及呼吸情况，一旦发现有心慌、气短、不能平卧，心率大于 110 次/分，就要警惕心力衰竭的出现，要及时用药控制心衰的发生。胎儿即将娩出时，为了避免产妇过度用力和屏气，可以给予产钳助产。如果产程进展缓慢或者病人已经出现心力衰竭，而在短时间内又不能结束分娩，就有可能要进行剖宫产。如果产妇的心脏功能在 Ⅲ 级或 Ⅲ 级以上，一般不能耐受阴道分娩，应该行剖宫产。已经有心力衰竭者，

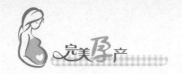

应先治疗心力衰竭后尽早手术。

289 产褥期的心脏病妇女易出现什么问题？ 要注意什么？

　　患心脏病的产妇安全分娩后并非万事大吉。因为在产后 3 天之内，尤其是 24 小时内，是患心脏病的孕产妇第三次容易发生心力衰竭的时机。这是由于随着胎儿、胎盘的娩出，胎盘与母体之间的血液循环中断，大量的血液回到母体心脏，使心脏的负担突然增加，容易导致心力衰竭。所以这时仍然要密切观察产妇的血压、心率、呼吸情况，观察体温变化和阴道出血量，适当给予镇静剂，使产妇能够得到很好的休息。继续使用抗生素直至产后 1 周。如有心力衰竭还应继续药物治疗。心脏功能在 Ⅲ 级或 Ⅲ 级以上者，不宜哺育婴儿，以防产妇过劳，增加心脏负担。产妇在术后或产后要尽早活动，能床上活动就在床上活动，能下地了就早期下地活动，不要长期卧床，以防血流缓慢，形成静脉血栓，一旦栓子脱落，造成肺或者脑的栓塞，后果就严重了。

290 糖尿病孕妇的分娩时间和分娩方式与正常分娩有何不同？

　　糖尿病孕妇容易发生胎死宫内，但孕 36 周前发生胎死宫内的可能性比较小，孕 36 周以后发生率逐渐升高。但孕 36 周以前，早产儿又不易成活，尤其是糖尿病孕妇的胎儿，肺功能本来就不易成熟，所以认为孕 37～38 周分娩比较理想。当然还要根据母体病情的轻重，胎儿的成熟度以及胎儿在宫内的安危程度来综合考虑决定。如果孕妇同时合并妊娠高血压、羊水过多、肾功能损害等，而且糖尿病控制的不好时，这时如果胎儿也基本成熟，应考虑提前终止妊娠。如果通过各种监测手段发现胎儿有宫内缺氧的迹象，应该引起高度重视，必要时也应该终止妊娠。

　　由于糖尿病孕妇比较容易发生巨大儿，而且胎儿容易发生宫内缺氧等情况，所以糖尿病孕妇的剖宫产、产钳、引产的发生率都比正常妊娠要高。所以对胎儿过大，发生过死胎、死产，糖尿病病程又比较长的孕妇，应该考虑剖宫产。如果在阴道分娩的过程中，发生了产程进展缓慢，胎儿有宫内缺氧的表现，也应采取剖宫产终止妊娠。

291 妊娠合并子宫肌瘤能顺产吗？

妊娠合并子宫肌瘤应该看子宫肌瘤的位置，如果子宫肌瘤在宫底不影响分娩就可以顺产，如果子宫肌瘤在子宫的下段，影响胎儿的头入盆或者下降那就需要剖宫产。

292 前置胎盘可以顺产吗？

前置胎盘的产妇分娩时，要根据胎盘的位置来选择适当的分娩方法，"完全性前置胎盘"时只能选择手术的方式进行分娩。"边缘性前置胎盘"通常是可以自然分娩的。

293 宫颈糜烂可以顺产吗？

孕妇患有宫颈糜烂虽然可以顺产，但在分娩前需积极治疗。若不及时治疗，随着病情的发展，炎症可循淋巴循环扩散到盆腔，导致盆腔结缔组织炎，出现腰骶酸痛、小腹坠胀等症状，分娩后，宫颈糜烂面可造成出血。

294 高度近视能顺产吗？

高度近视是可以顺产的。从医学的角度来说，绝没有近视眼的产妇就不能自然分娩一说。但高度近视的妈妈在分娩过程中易造成视网膜剥离，医生会根据情况决定您的分娩方式，或在分娩时使用产钳或胎头吸引助产。

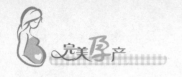

295 高龄初产很可怕吗？

随着社会的发展，女性的高学历化、晚婚化的增加而女性的生育年龄也在逐年上升，35岁以后第一次分娩的女性被称为"高龄初产妇"。人们对高龄初产的印象大都是分娩风险性高、合并症多等，但是事实上大部分高龄产妇都能够顺利的生下宝宝，所以只要按照医生的指示正规产检，放松心情就没有什么问题了。

296 胎儿脐带绕颈可怕吗？

胎儿脐带绕颈，是经常见到的一种现象，很少会造成胎死腹中或神经系统损伤的情况，只要宝宝的活动正常，不需要过于紧张。生产方式仍以自然生产为主，除非遇到胎儿心音监测出现窘迫的现象，并且无法矫正时，才采取剖腹生产的方法。没有人会单纯因为脐带绕颈而直接剖宫产，只要医生能随时处理，宝宝的健康不会受到影响。

297 自然分娩后妈妈能吃什么？

分娩后当天的饮食应稀、软、清淡，以补充水分，易消化为主。原则上是可以正常饮食的。

298 剖宫产后的饮食应注意什么？

剖宫产术后6小时内禁食禁水，6小时后可吃半流食（如粥、面片汤、软面条等），但应避免甜食、牛奶等易胀气的食物。排气后，就可正常饮食了。

299 分娩后产妇生命体征有什么变化？

在刚分娩后的 24 小时，产妇的体温会略有升高，一般不超过 38℃。在这之后，产妇的体温大多会恢复到正常范围内。由于子宫胎盘循环的停止和卧床休息，产妇脉搏略为缓慢，约每分钟 60 ~ 70 次；呼吸每分钟 14 ~ 16 次；血压平稳，变化不大，如果是妊娠高血压患者血压明显下降。

300 生完孩子为什么还会肚子疼？

刚分娩后，产妇会因为宫缩而引起下腹部阵发性疼痛，这叫做"产后宫缩痛"，一般在 2 ~ 3 天后会自然消失。

301 什么是产后出血？

胎儿娩出后，在 24 小时内阴道出血量达到或超过 500ml，两小时内出血达到或超过 400ml，称为产后出血。其原因与子宫收缩乏力，胎盘滞留或残留、产道损伤等有关。

302 什么是阴道壁血肿？

常出现在会阴切开术的 6 ~ 8 小时内，这也是为什么妈妈产后要在产房观察 2 小时的原因之一。发生血肿后的主要表现为伤口严重疼痛，肛门有坠胀感，此时需要拆开、清除血肿、结扎出血血管、二次缝合，绝大多数伤口是可以正常愈合的。

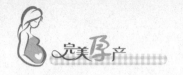

303 会阴侧切伤口感染会怎样？

感染的四大症状——红、肿、热、痛；有硬结、有波动感，挤时有脓性分泌物流出；此时也需拆开缝线清创，再行理疗，或用 1：5000 高锰酸钾温水坐浴；必要时使用抗生素。

304 为什么生完孩子后要反复按压子宫？

生完孩子后反复按压子宫的目的是帮助子宫的收缩及恶露的排出，同时观察宫缩后阴道出血情况，预防因收缩不良而引起产后出血。

305 产后第一次下床需注意什么？

产妇手术或分娩后第一次下床，可能因姿势性低血压、贫血或空腹造成血糖下降而头晕，宜有家属或护理人员协助及陪伴。下床动作要慢，先坐于床缘，无头晕再下床。

306 分娩后为什么要尽快解小便？

自然分娩的产妇，在分娩后 4 小时需自行排尿。少数产妇排尿困难，发生尿潴留，其原因可能与膀胱长期受压及会阴部疼痛反射有关，应鼓励产妇尽量起床解小便，也可请医生药物治疗，如仍不能排尿，应有护士进行无菌导尿。因为如不及时排空膀胱，胀大的膀胱会影响子宫收缩而引起产后出血。

307 为什么自然分娩的妈妈下奶早？

自然生产时出现的阵痛，可以分泌一种激素，这种激素不仅有利于催产，还能促进准妈妈们的乳汁分泌，产后下奶更快。

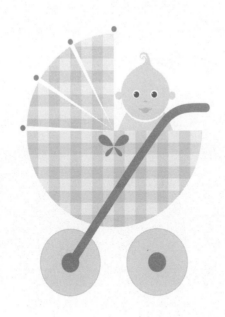

第四章 产后

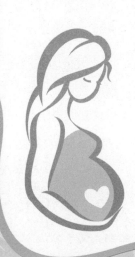

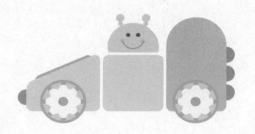

308 顺产后阴道会松弛吗？

由于阴道很有弹性，具有很强的扩张能力，只要产后多做阴道括约肌锻炼，就能恢复以往的紧致程度。一般产后 2~3 个月即可恢复阴道弹性。

309 产后如何活动？

自然分娩产妇产后即可下床活动，如果有会阴伤口可稍作推迟并避免久坐，以免伤口充血水肿；剖宫产术后 6 小时内应采取去枕平卧位，6 小时后可翻身、活动四肢，术后 24 小时即可下床活动。

310 为什么要关注产妇产后情绪变化？

产后不少产妇都会出现烦躁、易怒、情绪低落等情况。这时一方面靠产妇自身的自我调节，另一方面家属要特别体谅产妇，多关心陪伴她，使其得到精神上的安慰，以利于产后恢复。

311 阴道怎么样才能更快恢复？

（1）屏住小便：在小便的过程中，有意识地屏住小便几秒钟，中断排尿，稍停后再继续排尿。如此反复，经过一段时间的锻炼后，可以提高阴道周围肌肉的张力。

（2）提肛运动：做提肛运动。经常反复，可以很好地锻炼盆腔肌肉。

（3）收缩运动：仰卧，放松身体，将一个手指轻轻插入阴道，后收缩阴道，夹紧阴道，持续3秒钟，后放松反复重复几次。时间可以逐渐加长。

（4）其他运动：走路时，有意识地要绷紧大腿内侧及会阴部肌肉，后放松，重复练习。

312 生完孩子应该长时间喝红糖水吗？

很多产妇在月子一个劲地喝红糖水，认为能够活血化瘀和补血，促进产后恶露排出。红糖水确实是产后的补益佳品，但也并不是喝的越久越好。因为，在产后10天左右恶露开始逐渐减少，子宫收缩基本恢复正常。如果喝红糖水时间过长，就会使恶露的血量增多，造成继续失血，引起贫血。

313 生完孩子好累，为什么还要喂宝宝？

宝宝出生后1小时内就要给宝宝喂第一次奶，同时跟宝宝进行皮肤接触。这有利于刺激乳腺分泌，促进母乳喂养的成功，而且能促进子宫收缩，减少产后出血的发生。

314 什么是产褥期？

产妇自胎儿及其附属物娩出，到生殖器官恢复至非妊娠状态一般需要6～8周，这段时间在医学上称为产褥期，民间俗称"坐月子"。产褥期是妇女一生中非常特殊的阶段，由于承受了妊娠和分娩的巨大应激反应，其生理和心理上都发生了很大变化，体力和机体储存的营养物质也有很大消耗，母亲不仅需要恢复自身的健康，还要分泌乳汁，喂养婴儿，因此产褥期需要充足的

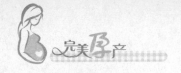

食物和营养。

315 正常分娩后饮食都需要注意什么？

正常分娩后饮食应清淡，易消化，多饮水及汤汁类食物，荤素搭配，营养丰富，少食多餐。

316 为什么提倡产褥期食物充足不过量？

按我国传统，很重视"坐月子"时的食补，产妇要消耗大量的禽、蛋、鱼和肉类等动物性食物。过多的动物性食物摄入，使绝大多数产妇蛋白质、脂肪摄入过量，加重其消化系统和肾脏的负担；过多的动物性食物摄入也降低产妇对其他食物的摄入，使维生素和矿物质的摄入减少，导致营养不均衡。因此，产褥期食物应均衡多样而充足，但不应过量。

317 为什么产褥期要重视蔬菜水果摄入？

我国不少地方民间流传产后不能吃生冷食物的习俗，蔬菜、水果首当其冲。"坐月子"不吃蔬菜水果的习俗是很不利于健康的。新鲜蔬菜水果含有多种维生素、矿物质、膳食纤维、果胶、有机酸等成分，可增进食欲，增加肠蠕动，防止便秘，促进乳汁分泌，是产妇不可缺少的食物。产妇在分娩过程中体力消耗大，腹部肌肉松弛，加上卧床时间长，运动量减少，致使肠蠕动变慢，比一般人更容易发生便秘。假如禁食蔬菜水果，不仅会增加便秘、痔疮等疾病的发病率，还会造成某些微量营养素的缺乏，影响乳汁中维生素和矿物质的含量，进而影响婴儿的生长发育。因此产褥期要重视蔬菜水果的摄入。

318 中国人的传统观念认为产后 "坐月子" 应多吃少动才能养好身体，这种观念对吗？

其实不然，按现代医学观点，产后应尽早适当活动（运动）才更利于体力恢复，减少产后并发症的发生，促使产妇机体复原，保持健康体型。关键是如何根据产褥期妇女的生理特点，在保证充足的休息和睡眠、避免过劳和过早负重的前提下，按适宜的运动方式进行适当强度的身体活动和锻炼，如做产后健身操。

319 剖宫产后饮食需要注意什么？

术后 6 小时内禁食，禁水。6 小时后饮无奶无糖半流食（如米粥、汤类等），排气后可逐渐恢复正常饮食，清淡，易消化，多饮水及汤汁类食物，荤素搭配，营养丰富，少食多餐。

320 产妇分娩后可以吃水果吗？

产后蔬菜、水果都可以吃，如果怕生冷的话，则少吃西瓜、香蕉、梨等寒凉水果。另外，有的产妇在吃水果的时候会用微波炉将它加热，这样做其实是不科学的，因为水果里的维生素很容易氧化，加热或者久置都会使营养成分损失。产妇的饮食以少食多餐，荤素搭配为宜，尤其要强调清淡，食物要容易消化，绝对不要暴饮暴食，防止营养过剩。

321 是不是产妇分娩后就不能吃盐了？

不是，产妇的食物中应该适量放一些盐，避免出汗过多造成身体脱水，

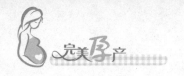

妨碍身体恢复和乳汁分泌，但是也不能吃得过咸，过量进食盐妨碍健康，同时也不适宜食用盐腌制的食品。

322 产后可以多喝水吗？

如果是顺产产妇，那么下了产床后可以多多地喝水。如果是剖宫产的妈妈可能需要服一些药物，则仍需饮用适量的水分，但不要一次饮用大量的水，而应该分次适量地喝。

323 出现水肿怎么办？

产后水肿主要是因为体内水液潴留，不能顺利排出造成的。但产后水肿根据症状不同，原因也是有一定差别的。主要有以下这两种情况：

（1）如果妈妈的水肿是发生在下肢，没有超过膝盖，那么这种水肿一般是孕期水肿遗留的问题，这种水肿是正常的，产后随着排尿和排汗的增加，水肿情况就会慢慢消失，大概在产后四周就会恢复正常。

（2）如果妈妈出现全身水肿，而且持续时间很长，并且伴有食欲不振、头晕眼花、尿涩疼痛的症状，就需要到医院进行检查，需要检查心脏、肾脏、肝脏等部位是否有疾病，以及是否出现了凝血或者静脉血栓的情况。

324 产后可以吃鸡蛋吗？

医学研究表明，分娩后数小时内，最好不要吃鸡蛋。因为在分娩过程中，产妇体力消耗大，出汗多，体液不足，消化能力也随之下降。若分娩后立即吃鸡蛋，就难以消化，增加胃肠负担，甚至容易引起胃病。

325 剖宫产术后多久可以下床活动？

术后 24 小时可以床边活动，根据产妇的身体情况，循序渐进，以促进肠蠕动利于早排气，防止下肢静脉血栓的形成，帮助体力的恢复。

326 顺产后多久可以下床活动？

顺产产妇可以在产后 6~8 小时坐起来；要适当起来活动，不能总躺在床上。躺在床上不仅不利于体力的恢复，还容易降低排尿的敏感度，这就有可能阻碍尿液的排出，引起尿潴留，并可能导致下肢静脉血栓形成。

327 产后活动应注意什么？

产妇生产后，可能造成会阴部撕裂伤，而最佳的复原方法就是两腿并拢多多休息。现在的新妈妈也应该"坐月子"，虽然不代表完全躺在床上不动，但还是应该尽可能地休息，早期避免攀爬楼梯，不宜过度劳累。

328 剖宫产术后多久拔除尿管？

术后 24 小时拔除或根据情况遵医嘱拔除，拔除后 6 小时内要自行排尿，有利于膀胱功能的恢复。

329 正常分娩后产妇应多久自解小便？

产妇分娩后回到病房，为促进膀胱功能恢复，减少阴道出血，应于产后 6 小时内排尿。因此，产妇应多饮温水，红糖水或各种汤类。

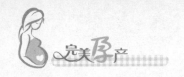

330 正常分娩后及剖宫产后多久压一次宫底?

正常分娩回室后压一次,半小时,一小时,两小时,三小时(共五次)。剖宫产回室后压一次,半小时,一小时,两小时,三小时,四小时(共六次)。

331 分娩后是否还会有宫缩?

分娩后会有宫缩,因为孕期子宫被撑大,分娩后会逐渐恢复到正常大小,在这个过程中产妇还会感到宫缩,当婴儿吸吮时会更加明显。

332 产后恶露会持续多久?

产后恶露分为三种,产后第一周,恶露的量较多,颜色鲜红,称为红色恶露,一周后至半个月内,恶露中的血液量减少,使得恶露变为浅红色的浆液,称为浆性恶露,半个月以后至三周以内,恶露中不再含有血液,恶露变得黏稠,色泽较白,称为白色恶露。

333 产后可以使用束腹带吗?

从医学角度来说,收腹带(束腹带)的作用有其两面性,必须合理使用方能起到良好的效果。有时收腹带(束腹带)使用不当会对产妇的健康不利。由于怀孕时骨盆韧带和结缔组织受怀孕子宫的过度牵拉,容易导致产后松弛,如果束缚带绷得过紧,就会使腹内压力明显升高,影响食欲,严重时还会造成内生殖器官下垂,如阴道前后壁膨出,子宫脱垂等,给产妇的生活带来诸多不便,出现产后尿失禁等现象。所以,合理使用收腹带(束腹带)很重要,建议产妇们使用时做到早期使用，间接使用，松紧适宜，这样才能发挥其最有效的功能。

334 产妇产后两到三天没有大便正常吗？

正常，一般产后因为身体虚弱，家里人多半是给产妇吃些有营养且下奶的汤水，所以青菜，谷物吃的就少了，就会出现便秘的现象，其实这个时候可以适当的吃些蔬菜、常温下的水果，注意多饮水。

335 产后为什么会有痔疮？

产时产妇肛门括约肌松弛使部分黏膜和血管脱出肛门口外，同时胎头下降压迫肛门及会阴体，使局部的血液回流受阻，使脱出的黏膜水肿和血管迂曲，同时分娩结束后由于肛门括约肌的收缩使脱出的部分黏膜和血管无法自动回纳，所以产后容易出现痔疮。

336 剖宫产术后应注意什么？

（1）术后 6 小时内应平卧，以防颅压降低造成头痛。

（2）术后 6 小时摇床使头部及上身抬高，摇起角度为 30℃～40℃ 度或头部垫枕头。

（3）术后 6 小时可自行侧卧位，左右不限，增加床上活动，以防止皮肤受压及下肢静脉血栓的形成。

（4）术后 6 小时内需禁食，禁水。

（5）术后 6 小时如未排气，可进食白开水及半流食（粥，汤等）。未排气前请勿食红糖水，牛奶，甜食，以防肠胀气。

（6）为防止产后出血，腹部压沙袋 6～12 小时。

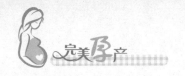

337 怎样预防产后子宫变位？

休息时应注意卧位姿势，宜多取经常变换的左、右侧卧位，防止平卧使子宫向后变位。半个月后可行膝胸卧位，每日 1~2 次，每次 5~10 分钟。产褥期无特殊情况可早期下床活动，但不宜做过多或过重体力劳动，也应避免久站、久坐、久蹲，有便秘、腹泻、咳嗽等情况时必须及时治疗。产后恶露不止应使用宫缩剂促进子宫复旧。在产后 42 天应做健康检查，了解子宫复旧情况，以便有病早发现早治疗。

338 产后手脚麻木是怎么回事？

随着产后恢复，此症可逐渐减弱，多会自然恢复，不会有严重后果。通过按摩可以恢复，具体方法是：

（1）手臂麻木时，可按揉在锁骨附近的臂丛穴，用对侧手拇指抵住此穴，其余四指放在肩上，拇指按压揉摩。晚上睡觉时可用枕头把双肩垫高，以有利于症状消除。

（2）腿脚麻木时，可用拇指揉按足三里、三阴交，每次 3~5 分钟。

339 预防产后感染应如何处理？

（1）保证充足休息

分娩之后产妇身体消耗很大，如果感觉身体不适的话，就一定要多休息。如果家人可以帮助，尽量把宝宝交给家人照顾，妈妈应专心休息，如此才能加速体力恢复。

（2）保证充足水分

有些产妇因为传统坐月子的禁忌而不愿意多喝水，但对于已经发生产褥感染或是排尿不顺的产妇而言，水分的补充是非常重要的。因此最好每天补充摄入 2000ml 左右的水。

（3）保持清洁卫生

应注意恶露的排出及勤换卫生棉垫，通常医院会教导产妇如厕后以温水冲洗会阴部，以减少感染发生，等到恶露结束后就不再需要进行冲洗。

（4）保持伤口干燥

如果是剖宫产，在产后 7～10 天才可以开始淋浴。之前可先以湿毛巾擦拭身体，这样可减少伤口感染。平时伤口应该随时保持干燥。

（5）讲究适度营养

产后营养很重要，但要讲究适度摄取，这样才有助于产妇的体力恢复及抵抗力增加，进而减少发炎情况，降低产褥感染的发生率。如果已经发生产褥感染，那么最好停止米酒料理的食补食物，例如麻油鸡等，以免情况更加严重。

（6）适当锻炼身体

产后尽早下床活动，加强锻炼，以增强体质。

（7）避免性生活

产后 6 周内不宜进行性生活，通常建议等产后 42 天复诊后，由医师诊断身体已复原，然后再恢复性生活比较适宜。

340 如何预防伤口感染？

产后恶露比较多，妈妈们要特别注意勤换卫生巾，出院后每日用温水清洗外阴，保持伤口清洁干燥。坐月子期间避免久躺，适当下地活动，多喝水，均衡饮食营养，增强自身抵抗力，避免炎症的发生。如果感觉下体有红肿，胀痛的感觉，身体有些发热，那就是局部有炎症导致的，要及时去医院检查。

341 产妇如有侧切伤口应如何护理？

根据个人情况和伤口深浅等不同，会阴侧切术后，多数人只痛 1 周左右，少数人长达 1 个月，有些对痛觉比较敏感的人甚至自觉痛的时间更久，一般情况下，如果切口较深，疼痛持续时间可能会长一些。如果产后 1 个月后还

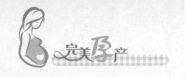

感觉到疼痛，就要及时回医院就诊，看是否有愈合不良、感染等问题。日常生活中，应多摄取高纤维食物，多补充水分，养成规律的排便习惯，避免便秘；保持外阴清洁，勤换卫生垫，每天可用温开水冲洗会阴部，避免恶露浸泡伤口，增加愈合困难度；坐位时身体重心偏向右侧，避免伤口受压使切口表皮错开发生疼痛。

342 剖宫产后日常生活注意哪些？

（1）睡觉时采取左侧卧睡，对血液循环最好，期间也可以更换姿势。最好睡硬板床，如无硬板床，也可铺睡地上。

（2）取下伤口纱布后，先在伤口上覆盖一条干毛巾，再围上束腹带，以减少摩擦不适，束腹材质要软，不要宽，以免长时间使用不舒服。

（3）3~4小时要排尿一次，并注意排尿时是否有灼热或刺痛的感觉，以防尿道感染。

343 糖尿病产妇产后应注意什么？

糖尿病产妇分娩后，由于胎盘的排出，胎盘分泌的一些激素对胰岛素的干扰作用消失，糖尿病会有所缓解，对胰岛素的需要量也明显减少。如果未及时调整用量，可发生低血糖。所以产后要及时检查血糖水平，及时调整胰岛素用量，制定新的治疗方案。一些原来没有糖尿病病史，本次妊娠才出现糖尿病的产妇，也就是称为"妊娠期糖尿病"者，其中有1/4~1/2的病人在产后数年或数十年发展为显性糖尿病。尤其是有肥胖、糖尿病家族史的产妇，以后发展成糖尿病的可能性更高。所以这些产妇，产后应复查糖耐量试验，如有异常应检查空腹血糖及餐后2小时血糖，以明确诊断是否有糖尿病存在。

哺乳妈妈应该注意哪些？

（1）乳母应注意营养，睡眠要充足，心情要愉快，生活要有规律，不要随便服药，每日要比以往增加能量和水分，即多吃多喝一些营养食物和水。

（2）母乳含量不足时，常有哺乳前乳房不胀，哺乳时小儿吞咽声少，哺乳后小儿睡眠短而不安，常哭闹，体重不增或增加缓慢等表现，需找寻原因加以纠正，或服催乳药、催乳膏汤增加乳汁的分泌。经各种措施而乳汁仍不足时可考虑混合喂养或人工喂养。

（3）注意防止母亲乳头、乳房疾病，母亲乳头应经常保持清洁，如发生乳头裂伤，应暂停直接喂乳，可用手或吸乳器将乳汁吸出经蒸煮消毒后给婴儿喂哺，并以鱼肝油软膏擦涂乳头，以防止感染，促使痊愈。经常排乳不畅或每次喂哺未将乳汁吸空，还会引起乳汁淤积于乳房内，可发生乳房肿胀并出现小硬块（乳核），导致胀痛。初起时应及早进行局部湿热敷及轻轻揉摩乳房以促使尽早软化。婴儿频繁有力的吸吮，或者将乳汁吸空，或于喂乳后用吸乳器将乳汁吸尽，都可以有效地防治乳腺炎。患乳腺炎时应暂停患侧喂乳。

（4）乳母在孕期就应树立自己喂孩子的信心，并作好具体准备，如孕晚期每日用温开水擦洗乳头，向外轻拉几次，使乳头皮肤坚实并能防止乳头内陷，以利于小儿吸吮。

（5）新妈妈还应该随时关注自己的乳房的温度和硬度。如果乳房摸上去有红肿热痛的硬块，伴有热感，同时体温升得较快，甚至到了39℃以上，则很有可能患上了乳腺炎。开始可行热敷，用中药和在医生指导下适当采用抗生素。如已化脓，就可能要手术治疗。

345 产妇如何得到充分的休息？

产妇应尽快学会与婴儿同步休息（抓紧宝宝睡觉的时候休息），以利于体力恢复，促进乳汁分泌。

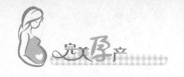
346 产后居室的适宜温度是多少？

冬天温度要保持在 18℃ ~ 25℃，湿度要保持在 30% ~ 80%。夏天温度要保持23℃ ~ 28℃，湿度要保持在 30% ~ 60%。

347 产后居室是否能开窗通风？

居室要经常开窗通风，每天至少 2 次，每次 30 分钟，但不要门窗对流，不要让穿堂风吹到产妇及婴儿身上，以免感冒。

348 产后居室内是否可以开空调？

可以，这个时期正是身体比较虚弱的时期，正需要适宜的温度来恢复身体，而且适宜的温度对宝宝的健康成长也有利，所以说这一时期可以开空调，但温度不宜太低，注意室温以 25℃ 左右为人体最舒适的温度，有条件的话可以在空调房里装上加湿器，保证房间湿度 55% ~ 65%，空调的风和电扇的风都不能直接对着产妇吹。

349 产后多久可以洗澡？

产后主要根据产妇的身体条件自行来定。产妇由于出汗很多，每天还要给宝宝喂奶，有时奶水溢出流到皮肤上并弄脏衣服，不洗澡是很不卫生的。但产妇产后较虚弱，身体抵抗力差，所以产后洗澡一定要注意保暖，不要着凉。保证洗澡间内的室温不能过低，洗完澡后擦干，穿好衣服再从洗澡间里出来，头发洗好后，要用吹风机吹干以免感冒。要注意产后洗淋浴，尤其是最初两周不要洗盆池，以免宫颈口感染等。

350　产后是否可以刷牙？

老一辈遗传下来的是坐月子不能刷牙，刷牙后以后牙齿不好，其实这是错误的。坐月子是必须刷牙的，由于生了宝宝，激素并没有完全恢复，牙龈容易出血，而且月子会吃很多滋补的食物，如果不刷牙，容易引起口腔疾病，所以牙肯定是要刷的。

351　无论哪个季节，产妇分娩后是否一定要穿长袖长裤？

不是。

产后有的新妈妈紧闭门窗或包头盖被，这其实严重妨碍了体温的散发并容易导致中暑。因为夏天本来室内温度就很高，再一"捂"，人体内部的热量无法排出，产妇中暑是不利于产后恢复的。考虑到夏天空调环境与自然环境的区别，产妇穿的衣服应随室温变化而进行相应的增减，应该选择棉、麻等天然材质的衣服，方便吸汗，又干爽凉快；如果不开空调则可以穿短袖衣裤，如果气温较低或在空调房间里，则可以穿长袖长裤，最好穿上一双棉袜。

352　产后要为产妇创造什么样的环境？

产妇由于分娩的疲劳，会阴切口的疼痛，剖宫产术后伤口的疼痛及子宫收缩痛等，都更需要充足的睡眠和休息，过度的劳累会直接影响产妇的情绪。尽量给产妇创造安静、舒适的环境，减少不必要的探视。

353　哪些产妇易出现产后抑郁？

大约有15%的新妈妈会出现产后抑郁。如果你在怀孕时就情绪不佳，或者分娩非常不顺利，产后抑郁的可能性就会更大。产后抑郁的症状包括疲劳，

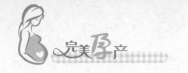
有负罪感，易怒，焦虑等等。

354 怎样预防产后抑郁？

预防发生产后抑郁的主要方法有：

（1）提高认识。即认识到妊娠、分娩、产褥是妇女正常的生理过程，一旦妊娠，就要了解有关妊娠方面的知识，进行相应的产前检查和咨询。

（2）心情愉快。因为妊娠期表现焦虑的产妇，倾向于发生产后抑郁。做丈夫的有责任给予关心和生活上的帮助，减少精神刺激，这样有助于减少或减轻产妇抑郁的发生。

（3）使产妇在分娩后有一个和谐、温暖的家庭环境，并保证足够的营养和睡眠。丈夫对妻子分娩所承担的痛苦给予必要的关怀和补偿。

若产妇抑郁症状严重且持续时间长，应在医生指导下使用抗抑郁药物治疗。

355 丈夫怎样帮助产妇顺利渡过产后不适期

为了避免产后抑郁症的产生，夫妇在决定怀孕前必须有充足的心理准备和经济基础，在怀孕后要多学习和了解有关怀孕、生产、产后护理及照顾婴儿的常识。在怀孕及生产期间，尽量保持原有的生活方式，不要有太大的转变。在产后，产妇除了照顾婴儿之外，也要设法抽出一些时间，调剂生活，调剂情绪。丈夫则必须多关心支持妻子，当妻子情绪不好时应容忍，并多承担些家务，以便使妻子顺利渡过产后不适期。

356 产后，丈夫的重点要放在哪？

一个良好的家庭氛围使产妇不感到孤独，每个家庭成员尤其是丈夫一定要支持鼓励她，使产妇处于一个温暖的家庭中。帮助产妇从心理上树立信心，及时调整孕妇的一些不良心态，消除心里的烦闷。

357 产后，丈夫怎样成为最贴心的支持者？

妻子刚刚生下了宝宝，尽管很劳累，疼痛没有完全消除，但此时她身体的每个细胞都做好了准备，为宝宝提供最自然的完美食物——母乳。

在这个重要时刻，她尤其需要丈夫和家人的帮助，以尽早开始母乳喂养。尤其身为丈夫，必须全程配合，充分了解母乳喂养的好处，以及对宝宝、妈妈乃至全家的重要性。

丈夫提前了解母乳喂养的好处，与妻子共同制订母乳喂养计划。产后确保立刻把孩子放到妻子身旁，鼓励她尽早开始母乳喂养。

承担一些家务。丈夫此时甚至可以承担更多的家务，例如打扫房间和煮饭。

无论在哪里，当妻子喂奶时，帮助她感觉到舒适和放松。多关注妻子的心理需求，因为这时她的精神会有些脆弱。多一些交谈，多一个拥抱，这些爱的表达都有助于她改善情绪，还能促进乳汁分泌。

第五章　母乳喂养

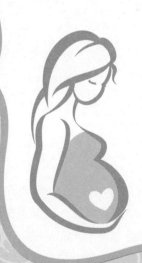

怎样才能使母乳喂养成功

母乳喂养有哪三个关键时期

母乳喂养对宝宝有什么好处

母乳喂养对妈妈有什么好处

人工喂养对婴儿有哪些不好呢

促进乳汁分泌的方法有哪些

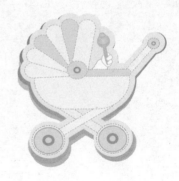

358 怎样才能使母乳喂养成功？

（1）从思想上对母乳喂养有坚定的信心，充分了解母乳喂养的好处。

（2）孕前积极进行乳房保养、积极纠正乳头的各种缺陷。

（3）分娩后尽早给宝宝开奶、做到按需哺乳。

（4）科学合理摄取丰富的营养。

359 建立母乳喂养信心

母乳是大自然馈赠给人类最珍贵的礼物，也是人类繁衍后代用生命创造的一种文化。哺乳期是人类"情商"开发的黄金季节，女人在哺乳的过程中，赋予孩子的不仅是天然的最好食物，还赋予孩子爱的哲学、爱的艺术，以及人际沟通的智慧和健全的人格。妈妈坚持纯母乳喂养 6 个月以上，对母婴的健康都非常有利！

360 母乳喂养有哪三个关键时期？

（1）出生后 60 分钟内开始母乳喂养。新生儿出生后（60 分钟内）应尽早吸吮母亲乳房，频繁的吸吮一方面可以促进母亲乳汁早分泌，新生儿吃到初乳，另一方面可以帮助新生儿胃肠道正常菌群的建立。

（2）出生至 6 个月纯母乳喂养。母乳是 0～6 个月婴儿的最佳食品和饮料，在此期间婴儿可以从母乳中获取所需的全部水分。因此，在 6 个月之前即使天热也不需要补充其他水分，如果给婴儿喂哺其他饮料或水，就会减少母乳的摄入。

（3）6 个月之后添加适当的辅助食品，同时继续母乳喂养至 24 个月以上。首先是强化铁的谷类食物，有一种到多种，由细到粗，少糖无盐，逐步添加辅助食品。

361 母乳喂养对宝宝有什么好处？

（1）母乳最营养、最容易吸收，可促进婴儿胃肠道的发育。

（2）母乳喂养可提供生命最早期的免疫物质，防御感染。

（3）促进婴儿口腔发育。

（4）母乳喂养促进婴儿神经系统发育。

（5）预防成年期代谢性疾病。

362 母乳喂养对妈妈有什么好处？

（1）加深母子感情；促进乳汁分泌。

（2）协助体型恢复。

（3）促进子宫收缩，减少产后出血。

（4）减少乳腺癌、卵巢癌机会。

363 母乳喂养对家庭社会有什么好处？

（1）减少人工喂养费用及人力。

（2）减少婴幼儿医疗开支。

（3）促进家庭和谐，增加父母对家庭子女的社会责任感。

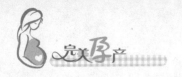

364 人工喂养对婴儿有哪些不好呢？

（1）干扰母婴结合。

（2）更容易患腹泻，呼吸道、耳部及其他部位的感染，皮疹或其他疾病。

（3）很可能因配方奶冲调过浓或过稀，导致婴儿肾脏负担加重或发生营养不良。

（4）容易发生过敏，比如湿疹及哮喘。

（5）儿童及成年期的某些慢性疾病，如糖尿病的患病风险增加。

（6）可能因摄食过量而引发肥胖。

（7）可能影响智力的良好发育，智力测验较母乳喂养的宝宝评分低。

（8）不母乳喂养的母亲可能会很快再次怀孕。

（9）母亲在产后出现贫血的可能性增加，发生卵巢癌和乳腺癌的几率比母乳喂养的妇女高。

365 什么是纯母乳喂养？

纯母乳喂养是指母亲哺喂自己的婴儿，不添加任何食品和饮料、水（药物、维生素、矿物质除外），对于母亲挤出的奶不能用奶瓶喂养，可用小杯子哺喂。

366 纯母乳喂养有什么重要性？

母乳是 0~6 个月婴儿最合理的"营养配餐"，能提供 6 个月内婴儿所需的全部营养；母乳中含有丰富的抗感染物质，纯母乳喂养的婴儿发生腹泻、呼吸道及皮肤感染几率少；母乳中还含有婴儿大脑发育所必需的各种氨基酸。

367　母乳喂养的有效方法有哪些？

（1）早接触

母婴皮肤接触应在出生后60分钟内开始，接触时间要达到30分钟以上，这样有助于母乳喂养及母婴感情培养。

自然分娩：将新生儿身上的羊水擦干净，趴在母亲胸、腹部，盖上干净的毛巾或被子为新生儿保暖。

剖宫产：在手术室，母亲亲吻或抚摸新生儿。回到母婴同室后，解开新生儿衣服的前襟，与母亲进行皮肤接触。

（2）早吸吮，早开奶

出生后60分钟内让新生儿吸吮母亲的乳房。这样做有一系列好处：

①刺进乳汁早分泌；

②延长母乳喂养的时间；

③帮助子宫收缩，减少母亲产后出血；

④让婴儿得到第一次免疫剂，少生病；

⑤增加婴儿肠蠕动，利于排便早排便，减轻新生儿黄疸；

⑥增进母子感情。

婴儿频繁有效地吸吮，可以促进母亲泌乳素的分泌，增加泌乳量，是母乳喂养成功最有效的方法。

当母婴分离或婴儿无吸吮能力的情况下，实用挤奶或者吸奶器的方法帮助母亲泌乳，尽早开奶，预防胀奶。

368　促进乳汁分泌的方法有哪些？

（1）诱导或激发射乳反射

想到孩子的可爱；

听到孩子的声音；

看到孩子；

母亲有喂养的信心；

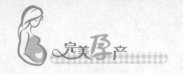

按摩后背；

喝热饮；

沐浴、热敷、刺激乳头。

（2）"追奶"

频繁刺激乳头，可增加泌乳素和催产素的分泌量，母亲在母乳分泌量少的情况下，婴儿吃空母乳再用吸奶器吸吮，几次后可增加乳汁分泌量。

（3）背部按摩

母亲裸露上身，弯曲坐稳，乳房松弛自然下垂，医务人员或亲属双手握拳，双拇指点压在脊柱两侧做小圆圈按摩，顺脊柱往下移，循环进行，帮助泌乳反射效果最佳。

369 帮助疏通乳腺6步骤按摩法是什么？

适用情况：缺乳、乳胀；自然分娩18小时、剖宫产48小时的母亲。

第一步：安抚。在两乳头连线中点处（膻中穴）顺时针轻揉，安抚到两侧乳房感到有一个向中间收拢的力；

第二步：小鱼际揉乳房。左手揉右半边，右手揉左半边，揉左半边时先用左手托起乳房，再用右手小鱼际由内向外画圈，沿乳房根部向乳晕方向揉，力度由轻到重，揉右半边时相反；

第三步：四指揉乳房。四指并拢，由内向外画圈，沿乳房根部向乳晕方向揉，力度由轻到重；

第四步：大拇指侧峰交替揉乳房。由乳腺根部推向乳晕，拇指交替沿乳腺管方向推向乳房；

第五步：抱揉。双手虎口张开，五指贴上乳房，不要碰到乳头，两手相对轻揉，感觉里面动起来即可；

第六步：五指舒缓揉。一手托起乳房，一手五指张开，自乳房根部至乳头抓梳乳房。

370 如何判断婴儿摄入足够的乳汁?

(1) 观察婴儿的吸吮动作

婴儿慢而深地呼吸,可看见或听到吞咽的动作或声音,表明他吃到了奶。

(2) 观察婴儿的体重增长

新生儿在生后 7~10 天内体重恢复至出生体重,以后体重持续增加,满月增长 600g 以上。

(3) 观察婴儿排尿的次数及颜色

母亲"下奶"后,婴儿每天排尿 6 次以上,尿色淡且味道轻,说明婴儿摄入了足够的母乳。

(4) 观察婴儿排便的次数及颜色

出生后每天排胎便数次,3~4 天后大便颜色从墨绿色逐渐变为棕色或黄色,说明婴儿摄入足够的母乳。

(5) 观察婴儿的满意程度

婴儿自己放开乳头,表情满足且有睡意,说明乳汁充足。

(6) 注意母亲乳房的感觉

喂哺前乳房饱满,喂哺后变软,说明婴儿吃到了母乳,如果喂哺过程中乳房一直充盈饱满,说明婴儿吸吮无效。

如果母亲在婴儿停止吸吮但尚未离开乳房前,将乳头从婴儿口中拔出或换另一侧乳房,均可能导致婴儿不能得到充足的后奶,频繁饥饿。

371 初乳有什么重要性?

初乳是母亲产后 5 天内产生的乳汁,10 天之后逐渐转化为成熟乳,期间为过渡乳汁。初乳颜色为黄色或橘黄色,比较黏稠,蛋白质浓度高并含有丰富的抗体。分娩后越早的乳汁中抗体含量越多,产后 5 小时内最多。

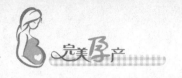

372 为什么说初乳好？

母亲的初乳是婴儿早期最好的食品，它含有丰富的蛋白质和抗体，减少了婴儿得病的机会；并促进胎便的排出，减少新生儿黄疸的发生。

373 你知道初乳有哪些特点吗？

量少、较少的乳糖、较高的蛋白质、较高的钠、含水量89%。

374 什么是前奶？

在哺乳过程中前期产生的奶叫做前奶。外观比较清淡，带蓝色，比较稀薄。其特点是成分中水的含量比较大，另外，含有丰富的蛋白质、糖、维生素和抗癌免疫球蛋白等。其成分中含有大量的水分，因而母乳喂养的婴儿一般来说不需要补充额外的水分。

375 什么是后奶？

在哺乳过程中后期产生的奶被叫做后奶。外观呈白色，比较浓稠。其成分中含有大量的脂肪、蛋白质和乳糖，提供婴儿发育所必需的能量，如果说前奶含有大量水分是给婴儿解渴，那后奶中大量的脂肪就是给婴儿解饿。

376 前奶和后奶的区别是什么？

前奶含有大量的蛋白质、乳糖及其他营养物质，后奶含有大量的脂肪，只有前奶和后奶都吃，才能满足宝宝生长发育的需求。

377　乳汁为何会变色？

乳母在产后 2～9 月分泌的乳汁中蛋白质浓度下降到 1.15%，脂肪下降到 3.26%，糖类 7.5%。整体来说，营养素的质和量都下降了，因此会比较稀，颜色也比较淡。有时奶水会有其他的颜色，大部分和妈妈饮食或药物中的色素有关，宝宝的尿液也可能有相同颜色的改变。饮用含有黄色及红色素的饮料，可以使母乳变成淡红橘色，绿色饮料、海藻、及一些天然维生素丸可能造成奶水变绿。这些颜色的改变通常都无害。

378　新生儿的胃容量是多少？

乳汁的分泌量和新生儿的胃容量是完全一致的。婴儿出生 2 周、6 周、3 个月时，有时会出现奶不足的现象是正常的，这个时候婴儿生长比较快，需求量大，饿了就让婴儿吸，两三天后乳汁量和胃容量就能达到平衡。若添加水和配方奶，容易导致婴儿不愿吸吮母亲乳头，既不利于下奶，也容易导致婴儿乳头错觉、母亲奶胀等问题。

379　母乳喂养的宝宝是否需要补水？

母乳和配方奶不同，本身含有很多水分，纯母乳喂养的宝宝在 4 个月之前，都不用额外补水。6 个月后，因为辅食添加的需求，可以考虑在两餐之间补充水分。

380　为什么不建议给宝宝加糖水、牛奶？

增加糖水或其他饮料，会增加婴儿的饱足感，降低婴儿对母乳的渴求，

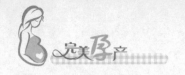

以至于吸吮刺激减少，使母亲泌乳减少或乳量不足。

381 添加补充食品的医学指征有哪些？

婴儿方面：极低体重儿或早产儿（32周），严重未成熟有潜在性低血糖或低血糖，婴儿先天代谢病（苯丙酮尿症，半乳糖血症，枫糖尿症），婴儿脱水母乳不能补足时。

母亲方面：母亲患有严重疾病（精神病，子痫，休克），母亲在哺乳期使用细胞毒素，放射性药物，抗甲状腺药物。

382 什么是按需哺乳？

当孩子饿了或母亲乳房胀了就应该喂哺，喂奶的次数和间隔时间不受限制。

383 为什么要强调按需哺乳？

分娩后第一个24小时是非常重要的，必须要喂哺8～12次以上，按需哺乳能保证婴儿生长发育的需要，频繁有效地吸吮可以使母亲体内的泌乳素维持在较高的水平，特别是夜间泌乳素分泌更多。按需哺乳使母乳中的脂肪含量及热量更高。按需哺乳可以加速产后子宫的复旧，并且防止母亲发生奶胀。

384 为什么夜间要勤给宝宝喂奶？

夜间是泌乳素分泌的高峰时段，宝宝频繁有效的吸吮，可以促使下丘脑大量的分泌泌乳素，促使乳汁更充足。

385 夜间母乳喂养几次为宜？

　　母乳喂养是以按需喂养为准则的，夜里只要宝宝有需求妈妈就应该满足，但是如果宝宝睡眠时间很长，不要让他超过 3 小时，要将其唤醒喂奶。

386 什么叫有效的吸吮？

（1）有正确的含接姿势，婴儿的上下唇要含到 2/3 的乳晕。

（2）连续有效的吸吮要保证在 45 分钟以上。

（3）母亲感到婴儿吸吮有力，且乳头不疼痛。

387 母乳喂养的妈妈必备的秘密武器是什么？

（1）准备高度合适的椅子。

（2）准备一个靠垫或枕头。

（3）个子矮的母亲准备一个小凳子。

388 正确的喂奶姿势是怎么样的？

（1）婴儿的头及身体应呈一直线。

（2）婴儿的脸贴近乳房，鼻子对着乳头。

（3）母亲抱紧婴儿贴近自己。

（4）若是新生儿，母亲不只托他的头部还要托住他的臀部。

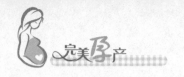

389 常用的母乳喂养有哪几种姿势?

侧躺(足球)抱法:让宝宝在您身体一侧,用前臂支撑他的背,让颈和头枕在您的手上。如果您刚刚从剖宫产手术中恢复,那么这样是一个很合适的姿势,因为这样对伤口的压力很小。

侧卧抱法:您可以在床上侧卧,让宝宝的脸朝向您,将宝宝的头枕在臂弯上,使他的嘴和您的乳头保持水平,用枕头支撑住后背。摇篮抱法:用您手臂的肘关节内侧支撑住宝宝的头,使他的腹部紧贴住您的身体,用另一只手支撑着您的乳房。因为乳房露出的部分很少,将它托出来哺乳的效果会更好。

橄榄球抱法:橄榄球抱姿适用于那些吃奶有困难的宝宝,同时还可以有利于妈妈观察孩子,在孩子吃奶的时候可以调整宝宝的位置。步骤为让宝宝躺在一张较宽的椅子或者沙发上,将宝宝置于你的手臂下,头部靠近你的胸部,用你的手指支撑着他的头部和肩膀。然后在孩子头部下面垫上一个枕头,让他的嘴能接触到你的乳头。

390 婴儿正确的含接姿势是什么?

母亲哺乳时要把握婴儿含接姿势的7个要点:

(1)婴儿嘴张的很大;

(2)下唇外翻;

(3)舌头呈勺状环绕乳晕;

(4)面颊鼓起呈圆形;

(5)含接时,婴儿口腔上方有更多的乳晕;

(6)有慢而深的吸吮,有时会有暂停;

(7)能看到吞咽动作或听到吞咽的声音。

391 喂奶时母亲如何托住乳房？

一般采用 "C" 字形托乳的姿势：食指支撑着乳房基底部，靠在乳房下的胸壁上，大拇指放在乳房的上方；两个手指可以轻压乳房，改善乳房形态，婴儿容易含接；托乳房的手不宜太靠近乳头。

如果母亲的乳房大而且下垂，用手托住乳房可帮助乳汁排出。

如果母亲的乳房小而且高，在喂奶时不需要总托住乳房。

392 为什么宝宝刚吃完奶几分钟就哭呢？ 正常吗？

（1）宝宝有吸吮需求，吸吮乳头的时候会得到非常大的安全感，所以刚吃完奶几分钟之后哭泣属于正常现象。

（2）宝宝力气小，并没有吃饱就非常累了，休息过后就又想吃奶。

（3）宝宝的胃容量小，消化的快。

（4）初乳含水多，脂肪和蛋白质含量少，饥饿感产生的快。

393 什么叫母婴同室？

母婴 24 小时在一起，每天分开的时间不超过 1 小时。

394 为什么现在产科都实行母婴同室？

母婴同室可保证按需哺乳，促进乳汁分泌，增加母子感情。母亲可以学到母乳喂养的知识，保证 6 个月纯母乳喂养。

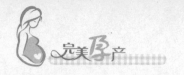

395 产妇哺乳时为什么会发生乳头疼痛？

如果发生乳头疼痛，原因很可能是婴儿含接姿势不正确，没有含接大部分乳晕，只是含接了乳头。

396 产妇母乳不足的原因是什么？

如果您感到母乳不足，最主要的原因是：婴儿每天没有做到充分有效的吸吮，吸吮次数少。每24小时应吸吮8～10次以上。

397 为什么会出现乳房肿胀？

如果母乳喂养做得好，不会出现乳房肿胀。乳房肿胀会给产妇身体上带来很大的不适。乳房肿胀最常见的原因是：最初几天没有做到充分频繁有效的吸吮，乳腺管不通所至。应加强按摩乳房减轻肿胀并树立信心，坚持有效的母乳喂养。

398 产妇怎样了解乳汁是否充足？

喂奶时听到吞咽声，母亲有下奶的感觉，宝宝每天有多次软便或一次多量软便；两次喂奶之间婴儿满足，安静。

399 乳汁分泌不足怎么办？

如要促进乳汁分泌量，产妇可多食用鱼汤、猪脚等含高蛋白之食物，既可补气血，亦能促进乳汁分泌。另外，如希望乳汁通畅，除了做乳房护理，定时排空乳汁外，可在原有的八珍汤内，另加一点行气药物，使乳腺管比较通畅。

400 乳头扁平及凹陷怎么办？

（1）将两拇指平行放在乳头两侧，慢慢的由乳头两侧外方拉开，牵拉乳晕皮肤及其皮下组织，重复多次。

（2）将两拇指分别放在乳头上下侧，由乳头向上下纵形拉开，重复多次。

（3）乳头向外突出后，可以牵拉及转动乳头。

（4）此次练习每日2次，每次5分钟。

401 胀奶才是有奶水吗？

母亲乳汁的充足与否，与宝宝的吸吮有极大的关系，当宝宝因需要而对乳房进行吸吮动作时，就会刺激乳房产生乳汁供宝宝吸吮，因此喂母乳并非等到奶胀时才哺喂宝宝，而是当宝宝饥饿或是到达喂食时间时，就让宝宝吸吮乳房，只要宝宝吸吮的次数频繁，母亲便能拥有充足的母乳，但妈妈不一定会有胀奶的感觉。

402 喂母乳时乳房疼能怎么办？

喂母乳而让母亲感觉到疼痛，多半是因喂食的技巧或姿势错误，宝宝若能正确的含住乳晕吸吮，就可以顺利吸到母乳，不至于因吸吮不到，而过度用力吸破妈妈的乳头；而喂食的姿势只要让宝宝与妈妈感觉舒适即可。

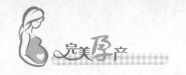

403 孩子含接姿势正确吗？吸吮有效吗？

宝宝应该含住大部分的乳晕。以前述的姿势抱你的宝宝，让他的鼻子或上唇正对着你的乳头。等他嘴巴张的像打哈欠般那么大，很快地将他抱近乳房，让他的下唇尽可能远离乳头含住乳房。当婴儿含住乳房时确定：

（1）他嘴巴张的很大，含住一大口乳房。

（2）下巴贴着乳房。

（3）下唇外翻（有时不易看到）。

如果宝宝含的正确时，在快速（一秒钟两三次）吸几口后会变成慢（约一秒一次）而深的吸吮，同时间隔着休息。所以一次完整的吸吮应该是：张大嘴巴→暂停→合起来；头几天，当宝宝刚含上乳房时，你可能会觉得疼痛，但在几分钟之后疼痛感应消失，喂奶就不痛了。如果持续疼痛的话，可能是婴儿含的不好。此时以手指轻压其嘴角，使其停止吸吮，再将乳房移出其嘴巴，重新试一次，如果疼痛持续的话可能需要请有经验的人帮忙。

404 怎样判断婴儿是否吃饱了？

判断婴儿是否吃饱有以下几点：

（1）喂奶前乳房丰满，喂奶后乳房较柔软；喂哺时可听见婴儿的吞咽声，母亲有下乳的感觉。

（2）两次喂哺之间婴儿感到满足，能安睡 1~3 小时。

（3）如果仅喂母乳，不添加任何其他辅食，婴儿一天 24 小时有 6 次或 6 次以上小便，小便清且经常有软的大便。

（4）健康的婴儿每月应增加体重 0.7~1kg，或至少每星期增重 150~175g。

405 婴儿为什么吐奶？

引起吐奶的原因有以下几种：

（1）婴儿的胃呈水平位，贲门部肌肉较松弛，幽门部肌肉相对紧张，胃容量小，肌肉和神经发育不成熟，是引起吐奶的解剖学基础。

（2）喂养过饱可促使婴儿胃容积扩张。

（3）婴儿由于哭闹时间较长或空吸奶头、手指等，导致咽入过多的空气。

（4）喂养婴儿后未能及时将咽入的空气排出，或变动小儿体位过频。

婴儿吐奶是一种生理现象，随着月龄的增长可自然消失，不必治疗。喂奶前可先换好尿布，喂完后将婴儿直立抱起，轻轻拍婴儿后背，等待打嗝后再轻轻放下，尽量少变动体位，一般多采取右侧卧位。

406 分娩后早吸吮有什么重要性？

分娩后早吸吮可促进下丘脑释放催产素，刺激子宫收缩，减少产后出血。早吸吮可强化婴儿的吸吮能力，因为分娩后婴儿的觅食反射最强，是强化吸吮的好机会。

407 新生儿最早的免疫系统是怎么建立的？

新妈妈的乳腺腺管内含有大量的厌氧菌和免疫抗体，而乳头的皮肤上有需氧菌，新生儿出生后的第一声哭吸入空气，空气中的氧气中和了需氧菌，使厌氧菌在肠道内大量繁殖，当吃进去的免疫抗体通过肠壁建立良好的免疫系统后，厌氧菌的分泌物很快将肠壁间隙闭合。

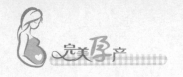
408 为什么说乳汁是越吸越多？

吸吮刺激乳头，刺激反射到下丘脑，下丘脑分泌大量泌乳素，通过血液循环到达乳房，促进乳汁分泌。所以吸吮的频繁就有大量的泌乳素分泌，产生足够的乳汁。

409 母乳不足的原因有哪些？

未能实施按需哺乳，未能做到充分有效的吸吮，影响了乳汁的分泌，使用了奶瓶，造成乳头错觉，或过早的添加了配方奶，婴儿吸吮的次数减少，造成母乳分泌不足。

410 增加奶量的方法有哪些？

让婴儿频繁有效地吸吮、保证母亲有足够的摄入、做好正确的喂奶姿势和方法，母婴同步休息。

411 母乳与配方奶喂养的差别有哪些？

母乳有抗过敏的作用。母乳喂养婴儿极少产生过敏反应，母乳中含有优质脂肪。母乳中脂肪酸（尤其是不饱和脂肪酸）比例适宜，母乳中含有最佳的蛋白质，母乳中天然乳糖含量丰富，比例适当，适合婴儿生长发育需要，减少婴儿腹泻，母乳中矿物质比例适宜，能满足婴儿需要。

412 母乳的营养成分有什么呢?

蛋白质、氨基酸、乳糖、脂肪、无机盐、微量元素等。

413 母乳中与免疫功能有关的蛋白质包含哪些?

分泌性 IgA；乳铁蛋白；溶菌酶；双歧因子。

414 哺乳期妇女膳食指南

哺乳期妇女一方面要逐步补偿妊娠、分娩时所消耗的营养素储备，促进各器官、系统功能的恢复；另一方面还要分泌乳汁、哺育婴儿。如果营养不足，将影响母体健康，减少乳汁分泌量，降低乳汁质量，影响婴儿的生长发育。因此，应根据授乳期的生理特点及乳汁分泌的需要，合理安排膳食，保证充足的营养供给。在一般人群膳食指南十条基础上。哺乳期妇女膳食指南增加以下五条内容。

（1）增加鱼、禽、蛋、瘦肉及海产品摄入

动物性食品如鱼、禽、蛋、瘦肉等可提供丰富的优质蛋白质，乳母每天应增加总量 100～150g 的鱼、禽、蛋、瘦肉，其提供的蛋白质应占总蛋白质的 1/3 以上。如果增加动物性食品有困难时，可多食用大豆类食品以补充优质蛋白质。为预防或纠正缺铁性贫血，也应多摄入些动物肝脏、动物血、瘦肉等含铁丰富的食物。还应多吃海产品，对婴儿生长发育有益。

（2）适当增饮奶类，多喝汤水

奶类含钙量高，易于吸收利用，是钙的最好食物来源。乳母每日若能饮用牛奶 500ml，则可从中得到约 600mg 优质钙。对那些不能或没有条件饮奶的乳母，建议适当多摄入可连骨带壳食用的小鱼、小虾，大豆及其制品，以及芝麻酱及深绿色蔬菜等含钙丰富的食物。必要时可在保健医生的指导下适当补充钙制剂。此外，鱼、禽、畜类等动物性食品宜采用煮或煨的烹调方法，

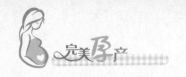

促使乳母多饮汤水，以便增加乳汁的分泌量。

（3）产褥期食物多样，不过量

产褥期的膳食同样应是多样化的平衡膳食，以满足营养需要为原则，无需特别禁忌。

（4）忌烟酒，避免喝浓茶和咖啡

乳母吸烟（包括间接吸烟）、饮酒对婴儿健康有害，喝浓茶、咖啡也可能通过乳汁影响婴儿的健康。因此，为了婴儿的健康，哺乳期应继续忌烟酒、避免饮用浓茶和咖啡。

（5）科学活动和锻炼，保持健康体重

大多数妇女在生育后，体重都会较孕前有不同程度的增加。有的产妇分娩后体重居高不下，导致生育性肥胖。要注意合理膳食，适当运动，做产后健身操。坚持母乳喂养有利于减轻体重，同时减少产后并发症的发生。

415 乳母营养不足影响乳汁的质与量吗？

乳汁中营养素含量相对稳定，乳母膳食状况一般不会明显影响乳汁中营养素含量，但是如果乳母在孕期和哺乳期的蛋白质与能量均处于不足或边缘缺乏状态，则会影响泌乳量和乳汁中的营养素水平。即便是健康状况良好的乳母，如果哺乳期节制饮食，也可使母乳量迅速减少。泌乳量受多种因素的影响。当乳母能量摄入很低时，可使泌乳量减少到正常的 40%~50%；一般营养较差的乳母产后前 6 个月每日泌乳量约为 500~700ml，后 6 个月每日约为 400~600ml；严重营养不良乳母的泌乳量可降低到每天 100~200ml，甚至可能完全终止泌乳。

416 如何判断奶量是否充足？

完全母乳喂养的婴儿，生长发育良好，大小便正常，并且评价营养状况的生化指标都在适宜水平时，可以认为泌乳量充足，母乳喂养是成功的。但是，由于婴儿需要量和母亲泌乳量的个体差异都很大，故很难根据乳量来判断能否满足婴儿的需要，通常可根据婴儿体重的增长率来判断奶量是否充足。

417 为什么要保证乳母摄入充足的优质蛋白质？

婴儿用母乳喂养最为理想，而乳母的蛋白质营养状况对泌乳有很大影响。营养良好的乳母，每天泌乳量在 800ml 以上，如果膳食中蛋白质的质和量不理想，可使乳汁的分泌量减少，并影响到乳汁中蛋白质的氨基酸组成。故供给乳母足量、优质的蛋白质非常重要。以平均泌乳量 750ml 计算，乳母每天分泌到乳汁中的蛋白质约 9g，由膳食蛋白质转变为乳汁蛋白质的转换效率为 70%，故泌乳 750ml 需消耗蛋白质 13g。如果膳食供给的蛋白质生物学价值低，则转变成乳汁蛋白质的效率会更低。因此，为满足乳母对蛋白质的需要，《中国居民营养素参考摄入量》建议，乳母每日应增加蛋白质 20g，并保证优质蛋白质的供给，鱼、禽、蛋、瘦肉、大豆类食物是优质蛋白质的最好来源。

418 为什么乳母应增加海产品摄入？

海产鱼虾除蛋白质丰富外，其脂肪富含 ω−3 多不饱和脂肪酸，牡蛎还富含锌，海带、紫菜富含碘。这些营养素都是婴儿生长发育尤其是脑和神经系统发育必需的营养素。有研究显示，能量平衡时，乳汁脂肪酸含量和组成与乳母膳食脂肪摄入量和种类有关。母乳中锌、碘含量也受乳母膳食中锌、碘含量的影响。因此乳母增加海产品摄入可使乳汁中 DHA、锌、碘等含量增加，从而有利于婴儿的生长发育，特别是脑和神经系统发育。

419 为什么乳母要增加奶类等含钙丰富的食物摄入？

如果乳母膳食中钙摄入量不能满足需要，乳母骨骼中的钙将被动用来维持乳汁钙含量的稳定，乳母可因缺钙而易患骨质软化症，出现腰酸腿痛、肌肉痉挛等症状。

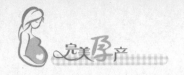

为保证乳汁中钙含量的稳定及母体的钙平衡及后续骨健康，乳母应增加钙摄入量。《中国居民膳食营养素参考摄入量》建议，乳母膳食钙适宜摄入量为每日 1200mg。由于我国大多数居民膳食中奶类摄入量少，妇女哺乳期钙的平均摄取量大多在适宜摄入量的 50% 左右，有的仅达到 20% ~40%。因此乳母应增加奶类等含钙丰富的食物摄入，每日饮奶约 500ml，以增加约 600mg钙的摄入。为增加钙的吸收和利用，乳母也应注意补充维生素 D 或多做户外活动。

420 乳母为什么要多喝汤水？

乳母每天摄入的水量与乳汁分泌量密切相关。摄水量不足时，可使乳汁分泌量减少，故乳母每天应多饮汤水。此外，由于产妇的基础代谢较高，出汗多再加上乳汁分泌，需水量高于一般人，因此产妇多喝一些汤是有益的。鱼汤、鸡汤、肉汤营养丰富，含有可溶性氨基酸、维生素和矿物质等营养成分；鱼汤、鸡汤、肉汤不仅味道鲜美，还能刺激消化液分泌，改善食欲，帮助消化，促进乳汁的分泌；用大豆、花生加上各种肉类（如猪腿或猪排骨）煮成汤，鲫鱼汤，蘑菇煨鸡汤，猪腿和鸡蛋一起煮汤均可促进乳汁分泌。如经济条件有限，不能多吃动物性食品，可用豆腐汤或骨头汤配以适量黄豆、豆腐和青菜等来代替。

421 摄入充足的微量营养素以保证乳汁的营养素含量

在哺乳期间，需要优先考虑的微量营养素包括维生素 A、维生素 B_1、维生素 B_2、维生素 B_6、维生素 B_{12}、碘、锌等。因为母乳中这些营养素的含量受乳母膳食的直接影响。加上婴儿对这些微量营养素的储备通常较低而需要相对较多，必需依赖母乳提供。如乳母摄入或储备不足，使乳汁中这些微量营养素的含量降低，这将对婴儿的生长发育产生不利影响。已经证明，通过给乳母补充这些微量营养素，可使乳汁中这些营养素的浓度迅速提高。

422 产后每天产乳量是多少?

产后 1 天 37ml, 2 天 195ml, 3 天 300ml, 6 个月内平均每日母乳量为 850ml。

423 产后不同时期所泌乳汁怎样分类?

初乳:产后 5 天内所分泌的乳汁称初乳;

过渡乳:产后 6 ~ 10 天的乳汁称为过渡乳;

成熟乳:产后 11 天 ~ 9 个月的乳汁为成熟乳。

晚乳:产后 10 个月以后的乳汁为晚乳。

424 最适宜自然分娩后的喂奶姿势是什么?

出生后 24 小时内,以侧卧位哺乳为主,24 小时以后,伤口疼痛缓解后可采用坐姿环抱式喂奶。

425 最适宜剖宫产后的喂奶姿势是什么?

术后 6 小时内因不能活动,故采取婴儿趴在妈妈胸前吸吮方式,六小时后可翻身活动时,可采取侧卧位。

426 剖宫产的母亲母乳会少吗?

剖宫产不会影响乳汁的分泌,因为乳汁的产生都是靠婴儿的吸吮,刺激母亲的下丘脑来释放催乳素,只是说剖宫产术后伤口的疼痛使得母亲的母乳

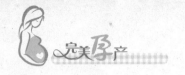

喂养不到位，而使得乳汁不够。

427 母乳喂养不足的信号有哪些？

新生儿出生3天后，每24小时排尿少于6次，仍然排黑色、绿色、或棕色大便，生后4天~4周，每天排便次数少于3~4次。每24小时喂养次数少于8次。

428 如何保证母亲有足够的乳汁？

（1）频繁有效吸吮，是保证有足够乳汁的关键；

（2）实行三早（早接触、早吸吮、早开奶）；实行24小时母婴同室，以保证足够的睡眠，保持心情舒畅；

（3）多吃汤汁食物，不吃抑制泌乳的药物。

429 新生儿吃饱的指标有哪些？

体重：出生后几天内生理性体重下降6%~9%左右，7~10天恢复到出生时体重，新生儿满月时体重增长500g。

小便：出生后3~5天内，新生儿每天应排尿3~5次，出生后5~7天，每天应排尿5~7次。

大便：出生后3~5天内，新生儿每天应排便3~4次。

430 如何判断新生儿摄入足够的母乳？

日龄	小便次数	大便次数	大便颜色
1	1	1	黑色
2	2	2	黑色或墨绿色
3	3	3	棕、黄绿、黄
4	4	4	棕、黄绿、黄
5	5	4	黄色
6	6	4	黄色
7	6	4	黄色

431 适宜的母乳喂养的标准是什么？

（1）生后头 2 天，至少排尿 1~2 次。
（2）每天 8~12 次母乳喂养。
（3）每次喂养完，至少一侧乳房已排空。
（4）孩子哺乳时，节律的吸吮伴有听得见的吞咽声。
（5）如果存在粉红色尿酸盐结晶的尿，应在生后第三天消失。
（6）生后第三天开始，每 24 小时排尿应达到 6~8 次。
（7）每 24 小时至少排便 3~4 次。
（8）每次大便应多于 1 汤匙。
（9）第三天后，每天可排软黄便达 4~10 次。

432 每日正常的乳房护理应包括哪几方面？

照常洗澡，但尽可能避免肥皂、油膏等擦乳头、在哺乳结束后让乳头暴

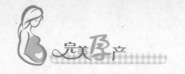

露在空气中 、在上厕所后洗净双手、哺乳结束后挤出乳汁并涂在乳头上。

433 常见的乳头问题有哪些？

常见的乳头问题有：假性凹陷乳头、真性凹陷乳头、扁平乳头、过大乳头、胀乳凹陷乳头、皲裂乳头、术后凹陷乳头。

434 如何纠正扁平凹陷乳头？

在乳头的两侧各放一手指，向两个相反的方向由乳头两侧向外拉，牵拉乳晕皮肤及其下面的组织，重复多次。将手指放在乳头的上下，向上下动乳头。乳头向外凸出后，可以牵拉及转动乳头。

435 乳头扁平、凹陷怎样母乳喂养呢？

婴儿吸到乳汁并不是靠单纯地吸吮乳头，而是需要将乳头和乳晕下面的大部分乳房组织含进嘴里，形成一个"长奶嘴"，乳头仅占此"奶嘴"的1/3。乳房的伸展性比乳头的长短、形状更为重要。

婴儿的吸吮有助于母亲的乳头向外牵拉，所以不论何时，只要婴儿有兴趣，就让他试着去含接乳房，母亲可尝试不同的喂哺体位。喂哺前母亲可以用手牵拉刺激乳头，也可用乳头吸引器将乳头吸出，有利于婴儿含接。

436 乳头疼痛怎么护理？

每天洗乳房不要超过一次，不要用肥皂或毛巾用力搓。每天喂奶后用挤出的奶涂在乳头和乳晕上，以促进痊愈。

437 乳头皲裂时如何处理?

乳头皲裂喂奶后可挤一滴奶涂抹在乳头上,也可使用食用橄榄油、羊脂膏,都可以起到保护乳头的作用。

438 乳头皲裂是不是不能涂擦任何的东西?

其实并不尽然,全天然低变应原性的羊毛脂用于缓解易于敏感或干燥的乳头,及婴儿和成人的干燥肌肤,使其滋润柔嫩。补充由于宝宝频繁吸吮而消耗的天然体脂,哺乳之前无需擦除。

439 乳头皲裂后是否仍可喂奶?

可以继续喂奶,并可使用乳盾适当保护乳头后正常哺乳。也可以在喂奶后涂抹羊脂膏,来保护乳头。

440 乳头疼痛、乳头皲裂怎样母乳喂养?

先评估新生儿含接姿势是否正确,若不正确应纠正含接姿势。

哺乳前不要用肥皂等溶液清洗乳头,防止乳头干燥导致皲裂。喂哺时,可将乳头修护霜涂于患处,先喂健侧乳房再喂患侧乳房。也可根据乳头皲裂部位和程度选择相应的乳头保护罩,保护乳头进行喂哺。

441 母婴分离时如何保持泌乳?

分娩后6小时以内开始挤奶,每3小时挤一次,夜间也要挤奶,一侧乳

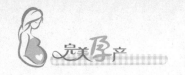

房挤 3~5 分钟换另一侧，反复进行，每次挤奶的持续时间 20~30 分钟。

442 怎样正确的挤奶？

彻底洗净双手；坐或站均可，以自己感到舒适为准；刺激射乳反射；母亲的姿势应前倾，将准备好的容器靠近乳房；在距乳头根部 2cm 的乳晕周围，用拇指及食指向胸壁方向轻轻挤压和放松，手指不能在皮肤上滑动，注意挤压不可太深，否则将引起乳腺导管阻塞；沿乳头依次挤压所有的乳窦。

443 什么情况下需要挤奶？

促进泌乳；缓解乳胀；乳腺管堵塞或乳汁淤积；母婴分离；早产儿、低出生体重儿无吸吮能力时；母亲外出工作或母亲身体状况不适合直接哺乳时。

444 挤出的母乳可以保存多久？

挤出的母乳用消毒容器储存，不同条件下保存时间不同：

（1）新鲜母乳在室温 25℃~37℃，可保存 4 小时；15℃~25℃，可保存 8 小时。注意：新鲜母乳不能保存在 37℃ 以上的条件下，在保鲜时间内喂自己的婴儿是安全的，不需要进行消毒。母乳保存的时间超过 24 小时或将乳汁喂哺其他的婴儿则需要巴氏消毒。

（2）冰箱冷藏室 2℃~4℃ 的条件下，可保存 24 小时。要将母乳用母乳保存袋储存起来，放在冷藏室最冷处；

（3）母乳放在 -18℃ 以下的冷冻室时，在 3 个月以内喂自己的婴儿是安全的，不需进行消毒。

（4）喂奶前用温水或温奶器将母乳温热至 38℃~39℃ 即可，不可重复冷冻。为保证乳汁不被细菌污染，挤奶时应注意手及储奶容器的情况，母乳冷藏或冷冻时可使用母乳保存袋，并把乳汁和其他物品分开冷藏或冷冻。

445　乳腺炎的症状有哪些?

乳腺炎多发生于初产产妇产后 3 ~ 4 周,主要表现为乳房红肿热痛,局部肿块,体温升高、白细胞计数增高。

446　乳房肿胀怎样处理?

如果婴儿能吸吮,要采取正确的体位经常喂奶,按摩母亲的颈部和背部,热敷乳房 3 ~ 5 分钟。

447　乳房充盈与充血的区别是什么?

乳房充盈	乳房充血
有时感到肿胀,有规律的哺乳以排出乳汁	意味着乳房组织过度肿大,里面是奶、组织液、血等
热	疼痛
沉坠感	水肿
发硬	紧绷,尤其乳头发亮可能发红
溢乳	没有溢乳
没有发烧	可能持续 24 小时发烧

448　在开始哺乳后,每日正常的乳房护理应包括哪几方面?

照常洗澡,但尽可能避免肥皂、油膏等擦乳头。

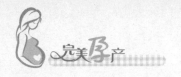

449 吸奶器使用的适应证有哪些？

①母婴分离或新生儿吸吮能力差的情况；②乳房肿胀、乳腺管堵塞或乳汁淤积。

450 吸奶器可以代替宝宝吸吮吗？

用吸奶器吸奶肯定没有让宝宝直接吮吸那么痛，但再好的吸奶器也不如宝宝直接的吮吸有利于乳腺的疏通。而且，用吸奶器吸出的奶，还要再用奶瓶喂给宝宝吃，容易使宝宝产生乳头错觉。

451 婴儿出现哪些状况不适合母乳喂养？

氨基酸代谢异常、苯丙酮尿症（PKU）、乳糖不耐受综合征、母乳性黄疸。

452 妈妈不适宜母乳喂养的情况有哪些？

母亲服用药物要暂停喂奶（如甲硝唑，左氧氟沙星）；母亲患有需要暂停喂奶的疾病（如肺结核传染期，乙肝窗口期）；艾滋病的母亲，纯母乳喂养和配方奶喂养选择其一，禁止混合喂养。

453 乙肝母亲母乳喂养应注意哪些问题？

（1）单纯乙肝携带者，新生儿出生后接种乙肝疫苗，可以喂母乳。

（2）小三阳，检测 HBV – DNA 的病毒复制量：很低或没有，出生后注射乙肝疫苗后，可母乳喂养。

喂奶前洗手，擦拭乳头、乳头皲裂或婴儿口腔溃疡，暂停母乳喂养、婴儿和母亲的用品隔离、婴儿定期检测乙肝抗原抗体。

454 没有吃到母乳的宝宝会怎样？

对新生儿将来的身心发展产生很大的不良影响。无法满足婴儿成长发育的全部营养需求。降低婴儿的免疫能力，母乳喂养是满足婴儿口欲的重要方式。

455 母乳喂养三误区是什么？

怕奶少、怕劳累不易恢复、怕疼痛。

456 新生儿母乳喂养五大 "忌" 是什么？

忌丢弃初乳、忌哺乳前喂养、忌轻易放弃哺乳、忌喂奶时间过长、忌生气时哺乳。

457 婴儿哭闹的原因有哪些？

（1）正常的大小便后，有不适的感觉。

（2）宝宝饥饿时。

（3）包被的薄厚度不适宜当时的温度时。

（4）母亲乳汁过多或流出过快时。

（5）母亲体温高，乳汁口感改变。

（6）母亲食用了某些食物和药物。

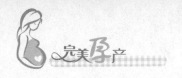

458 婴儿哭闹的处理原则是什么？

寻找原因，纠正不正确的喂奶姿势，检查婴儿的身体状况，检查皮肤有无破损，大便的性状，并测量体温。

459 宝宝为什么拒绝母乳喂养？

生理性的原因：
(1) 环境改变使婴儿不适。
(2) 乳头不在婴儿舌头上，含接不到位。
(3) 曾用奶瓶喂养，产生乳头错觉。
病理性原因：
(1) 婴儿拒奶、哭闹。
(2) 病理性厌奶。
(3) 慢性疾病。
(4) 急性感染。
(5) 败血症。

460 拒绝母乳喂养的处理原则是什么？

治疗或去处病因，改善母亲喂养技术。

461 对于生理性的拒奶要怎么办？

首先查找拒乳的原因，对于单纯性格急躁的孩子，不要对其大声啼哭烦躁时强行哺乳，要提前诱导吃奶，保证有效的含接，做到充分的吸吮。

462 什么是母乳性黄疸？

由于母乳摄入不足，新生儿肠蠕动减少，影响肠道正常菌群建立，使粪便排除延迟，胆红素排泄减少，肠肝循环增加，造成高胆红素血症。

463 怎样预防新生儿黄疸？

尽早开奶，按需哺乳，夜间勤喂。

464 识别婴儿饥饿的征象有哪些？

婴儿张开嘴（寻找乳房）；发出吸吮动作或响声（咂嘴唇、伸舌头）；吃手；快速动眼或甚至闭着双眼；转头；烦躁或哭闹。

465 产后乳房胀但乳汁很少的原因有哪些？

产后 2~3 天，新妈妈的乳房在雌激素、孕激素、催乳素的刺激下，乳腺管和乳腺腺泡会进一步增大发育，双侧乳房会发胀膨大，但如果吸吮的不到位，没有刺激到下丘脑释放催乳素，那产生的乳汁就不足。

466 怎么能让宝宝停止打嗝？

（1）在肩上放一块围兜，让宝宝趴在你的肩上，轻轻拍打或抚摸宝宝的后背。

（2）让宝宝坐在你的膝上，用手指托起宝宝的下颌，用另一只手拍打后

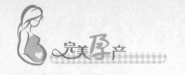

背。让宝宝趴在你的膝上，让他的头偏向一侧，轻拍或者抚摸后背。

467 为什么大多数婴儿都爱吐奶？

人工喂养时候不要喂的太急、喂奶中间可停歇，喂奶以后不应急于与婴儿玩耍。

468 婴儿溢奶怎样处理？

喂奶后宜将婴儿头靠在母亲肩上竖直抱起，轻拍背部，可帮助排出吞入空气而防止溢奶。婴儿睡眠时宜右侧卧位，可预防睡眠时溢奶而致窒息。若经指导后婴儿溢奶症状无改善，或体重增长不良，应及时转诊。

469 月经期间可否母乳喂养？

月经来潮时，一般乳量减少，乳汁中所含蛋白质及脂肪的质量也稍有变化，蛋白质的含量偏高些，脂肪的含量偏低些，但这是暂时的现象，待经期过后，就会恢复正常。因此，无论是处在经期或经期后，都无须停止喂哺，还应坚持一定阶段的母乳喂养。

470 母亲和婴儿皮肤接触的重要性你知道吗？

新生儿出生后，立即与妈妈进行皮肤接触，是最好的婴儿保暖方法，可有效预防新生儿低体温的发生，还可稳定母婴情绪，使新生儿的心跳和呼吸规律。另外，通过母子间皮肤的接触，能促进母子感情的建立，利于新生儿心理行为的发育，还可为母乳喂养建立良好开端，促进母乳喂养的成功。

471 宝宝在喂奶过程中的感觉刺激有哪些益处?

母亲在哺乳过程中的声音、拥抱和肌肤的接触能刺激婴儿的大脑反射,促进婴儿早期智力发展,有利于促进心理发育与外界适应能力的提高。

472 为什么吃母乳的宝宝体重增加的不理想?

吃母乳的过程中要保证有效吸吮乳房达到 15 分钟,双侧达到 30 分钟,要使得宝宝把富含脂肪和热量多的后奶吃到,这样才保证了足够的热量摄入,很多妈妈喂宝宝 10 分钟孩子睡着了就停止了,这样没有吃到后奶所以体重增加的不好。

473 混合喂养有哪几种方法?

(1) 补授法,就是母乳不足加配方奶,每次喂母乳后,再喂一定量的配方奶。

(2) 间授法,就是一顿母乳,一顿配方奶,优点是可以使母亲得到较好的休息,保证下一次分泌充足的乳汁。

474 不轻易给母乳喂养的婴儿喂配方奶粉的原因是什么?

喂配方奶粉,婴儿的饥饿感虽得到了满足,然而对母乳的渴求感反而降低;婴儿对乳房的吸吮和刺激减少,使乳汁分泌也相应减少。

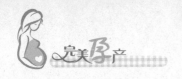

475 不给母乳喂养的婴儿使用奶瓶和人工奶头的原因是什么？

橡皮奶头较长，出奶孔大，瓶中的乳汁容易流出，故吸吮方便。而母亲的乳头较短而大，加之头几天泌乳量有限，新生儿一旦习惯橡皮奶头后，将对吸吮母乳必须花劳动不感兴趣，进而拒绝吃母乳。

476 孩子不舒服了怎么喂奶呢？

病婴应继续母乳喂养，尽可能勤吮吸。如不能吮吸，母亲可将乳汁挤出，用杯和小匙喂婴儿。给婴儿口服补液时，应用杯和小匙喂，绝不能用奶瓶喂。特殊疾病的婴儿喂养应在医生指导下进行。

477 母亲外出时的母乳喂养方法有哪些？

每天哺乳不少于 3 次，外出或上班时挤出母乳，以保持母乳的分泌量，可将母乳挤出存放至干净的容器或特备的"乳袋"，妥善保存在冰箱或冰包中，母乳食用前用温水加热至 40℃ 左右即可喂哺。

478 为什么不鼓励宝宝吸吮安抚奶嘴？

有研究表明，宝宝在不停吮吸奶嘴时，空气会随着宝宝的吞咽动作从两侧嘴角进入口腔和胃里，当胃承受不了空气容量时就会出现收缩，引起小儿溢乳。

479　为什么喂母乳可以预防乳腺增生？

喂奶对乳腺功能是一种生理调节，适当哺乳对乳腺是有利的。乳腺增生的妈妈，如果能坚持喂奶甚至可以增加喂奶的次数，不但不会影响宝宝的喂食，也不会加重乳腺增生的病情，还可以促进乳房康复，有效缓解乳腺增生的病情。而对于没有乳腺增生的妈妈来说，哺乳能在一定程度上起到预防乳腺增生的作用。

480　你总在担心你的宝宝吃不饱吗？

刚开始喂奶时许多人认为孩子吃不到什么，担心孩子吃不饱，就急于喂奶粉，当孩子接触了奶瓶，轻易地吃到奶后，他就不再愿意费力地吃母乳了。大家都知道使最大的劲叫"使出吃奶的劲儿"。婴儿刚出生时胃像个小玻璃球，有一点初乳就够了，经过一周的生长，胃才像个乒乓球大小，两周像鸡蛋那么大。如果用奶瓶就给孩子撑出一个大胃，总吃不饱，母亲就不断地加奶粉，母乳喂养就失败了，将来孩子就成了个大胖子。

481　奶水的多少与乳房的大小成正比吗？

胸部的大小是由于脂肪积累的多少决定的，但奶水的多少是由乳腺的发育程度和分泌速度决定的。胸大胸小和奶水多少没有任何关系。孕妇在怀孕的时候乳房有明显增大的现象，这也是在为哺乳期做准备。当孩子出生后，一定要让他勤吃奶，要相信孩子能吃多少，妈妈的奶水就有多少。

482　最适宜的母乳喂养是坚持多久？

根据世界卫生组织、联合国儿童基金会倡导，宝宝一般至少要母乳喂养6

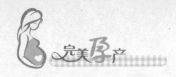
个月以上，能达到 2 岁的则更佳。但是中国人有自己的体质情况，根据我国儿童发展规划纲要和实际情况：母乳喂养至少 6 个月，宝宝断奶最好在 8 个月以后；如果宝宝在吃母乳的同时，添加了辅食，并且接受辅食情况良好，也可以推迟断奶。

第六章　新生儿护理

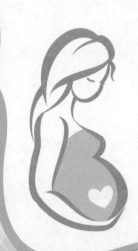

483 新生儿为什么会体重下降?

新生儿生理性体重下降,是新生儿普遍存在的现象,新生儿生后 2~4 天,由于入量少、不显性失水及大小便排出,体重可下降 6%~9%,属正常范围。多于一周内恢复。体重下降程度及恢复速度,与开始喂奶时间及进入量是否充足有关。若体重下降超过 10% 或恢复过晚(超过 7~10 天),应考虑有母乳不足或其他病理因素。

484 新生儿上颚和牙龈出现的黄白色点状物是什么?

在新生儿上颚中线两侧及牙龈上常有微凸的淡黄色点状物,俗称"马牙",是新生儿一种特殊的生理状态。

485 新生儿为什么会出现"马牙"?

"马牙"发生的原因是由于上皮细胞的堆积或黏液腺囊肿所致,对吸乳及日后出牙无碍,可自行消失,切忌擦拭、挑割,以防糜烂,感染,甚至引起败血症。

486 新生儿为什么会乳房肿大及泌乳？

无论男婴或女婴，有的于生后数日内（多在生后 3 ~ 5 天）发生蚕豆大到鸽蛋大小的乳腺肿大，不红、不痛，按压时可有少量乳汁样分泌物。这是由于生前受母体雌激素的影响以及出生后这一影响中断所致。乳房肿大多于 8 ~ 10 天达高峰，2 ~ 3 周后逐渐消失，无需治疗。切勿挤压乳房，以免发生乳腺感染。

487 女婴为什么会有阴道出血及分泌物？

女婴于出生后数天内阴道有黏液分泌。少数女婴于生后 5 ~ 7 天可见阴道有少量血样分泌物流出，无全身症状，持续 1 ~ 2 天可自止。这是因为胎儿阴道上皮及子宫内膜受妊娠后期母体雌性激素影响，出生后母体雌激素影响中断造成类似月经的出血，又称假月经，白色分泌物称假白带，不必处理，数天即愈。

488 新生儿鼻尖处出现的白点是什么？

称为粟粒疹，表现为皮下点状的白点，在 1 ~ 2 周内可在鼻尖、额头处看到。这些是因皮脂腺未成熟，而使得皮脂凝集在皮脂腺内阻塞所致，两周内可消失。

489 新生儿为什么会发生溢乳？

新生儿出生后的最初几天，胃呈水平位，婴儿的食道上部括约肌在食物通过后不关闭，食管无蠕动，食管下部括约肌也不关闭，胃又呈水平状，贲门括约肌发育不成熟，因而在哺乳过多或吞入空气时，吃奶后常自口角溢出

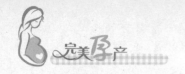

少量乳汁，这种情况比较常见，不影响健康。故婴儿易发生溢乳。

490 什么情况下婴儿易发生溢乳？

哺乳方式不当、食乳过急、乳量太多、哭闹时哺乳均可发生溢乳。

491 怎样预防婴儿发生溢乳？

应采取正确的喂奶方法，少量多次的喂奶并于奶后将婴儿竖起轻拍背部，待气体排出后再放于床上，采取右侧卧位，使乳汁易于进入肠道。食后不宜更换衣服或动宝宝，更不可与之玩耍以防溢乳。人工喂养者，奶头开孔大小要合适，不要吸入大量空气。如婴儿发生呕吐，应清洁口腔，被污染的衣物应及时更换，防止着凉。保持颈项及耳部干燥、清洁，预防颈部糜烂和中耳炎。

492 什么样的溢乳伴呕吐需要到医院就诊？

如婴儿剧烈呕吐或胃内容物混有胆汁、血液、粪便并伴有异常哭闹、拒奶、睡眠不安、腹泻、发热、便秘等应立即到医院就诊。

493 新生儿普通呕吐和喷射性呕吐的区别是什么？

普通呕吐：呕吐前常有恶心，以后吐一口或连吐几口，吐出较多胃内容物。多见于饮食不当引起的消化不良。

喷射性呕吐：吐前多无恶心，大量胃内容物突然经口腔或同时自鼻孔喷出。可见于小婴儿吞咽大量空气、胃扭转、幽门梗阻，更多见于颅内压增高等情况。

186

494 新生儿为什么总爱睡觉？

新生儿大脑皮层兴奋性低，容易疲劳，觉醒时间一昼夜仅2～3小时，除吃奶、大小便外，都处于睡眠状况。

495 新生儿能看得到东西吗？

新生儿眼球小，视黄斑区细胞少，眼肌调节功能未完善，故视觉不敏锐，随调节机制的完善，婴儿视力迅速提高，到3～4个月时已能看清近在眼前和远在室内他处的人物。出生后不久，当运动的物体（如人脸或红球）在新生儿眼前20cm左右处移动时，即能引起眼球和（或）头部的转动，目光追随物体时，眼有共轭功能。

496 什么现象提示婴儿可能存在视觉障碍？

婴儿不注视母亲；眼球不断摆动；对鲜艳颜色注视短暂；对细小物品无兴趣；4个月仍不看自己的手；眼球震颤、斜视。

497 新生儿能听到声音吗？

新生儿听觉在出生后数天内随外耳道液体被吸收而提高，新生儿不爱听成人会话的语音，而爱听成人用来对他说的"婴儿话"（高频、语调多变化、句短、速度慢）。

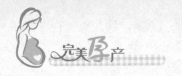

498 什么现象提示婴儿可能存在听觉障碍？

婴儿不因雷鸣及巨响惊吓（哭，惊跳）；母亲走近时无喜悦表示；少学说话；咬音不正。

499 新生儿有嗅觉、味觉和触觉吗？

新生儿对嗅觉、味觉和触觉均较敏感，生后5天就能区别出自己母亲与其他乳母奶垫的气味；生后第1天对奶、糖水、清水有不同的吸吮力或不同的表情；哭闹的新生儿，如果你握住他的双手，或将他抱起，即可使他平静。这就是新生儿利用触觉得到安慰的表现。

500 为什么孩子睡觉时总是抽动？

这种现象称为睡眠肌痉挛，是一种生理性睡眠运动，从新生儿、婴儿、儿童期至成年人，几乎所有正常人均可发生，主要出现在为浅睡期，手指、腕、肘或脚趾不固定地轻微抽动，或下肢甚至全身的快速抖动。

501 新生儿正常的心率是多少？

新生儿的心率较快，一般为120～140次/分，熟睡时可减至70次/分，哭闹时可达180次/分，均属正常范围。

502 新生儿正常的呼吸是多少？

新生儿的呼吸较表浅，节律不匀，频率较快（40～45次/分）。以腹式呼吸为主。

503 新生儿为什么容易发生鼻塞？

新生儿的鼻腔狭窄、血管丰富，易出现水肿和堵塞。

504 新生儿什么时候开始排大便？

新生儿绝大多数在生后 12 小时内开始排出黏稠、黑色或墨绿色的胎便，系胎儿肠黏液腺的分泌物、脱落的上皮细胞、胆汁、吞入的羊水或产道的血液等的混合物。若喂乳充分 2～3 天后转为正常婴儿大便。若生后 24 小时未排便，应检查有无消化道先天畸形。

505 新生儿什么时候开始排小便？

正常足月新生儿 93% 于生后 24 小时内开始排尿，生后头数日，因液体摄入量少，每日排尿仅 4～5 次，1 周以后，进水量增多，而膀胱容量小，每日排尿可达 20 次。

506 母乳喂养宝宝的大便特点是什么？

未加辅食的人乳喂养婴儿的粪便是黄或金黄色，均匀呈膏状或带少许黄色粪便颗粒，偶尔稍稀而略带绿色，不臭、有酸味呈酸性反应。每日排便 2～4 次，如平时每日大便一次，忽增至 5～6 次，应考虑病态。

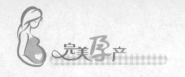
507 人工喂养宝宝的大便特点是什么？

牛、羊乳喂养的婴儿，粪便是淡黄或灰黄色、较干稠、呈中性或碱性反应，因牛奶蛋白质较多，粪便有明显蛋白分解产物的臭味，大便每日 1～2 次，鲜牛、羊乳喂养的婴儿粪便内易混有白色酪蛋白凝块。

508 混合喂养儿的粪便特点是什么？

混合喂养是指在新生儿出生的最初几天，因母乳不足需要添加一些配方奶或代乳品的喂养方法，它是一种母乳喂养和人工喂养相结合的喂养方法。与人工喂养新生儿的大便情况相似，但是量稍大、较软。臭气增加。

509 什么是生理性腹泻？

多见于出生 6 个月以内婴儿，出生后不久即出现腹泻，但除大便次数增多以外无其他症状，食欲好，身体发育正常，添加辅食后即逐渐转为正常。

510 孩子不停地打嗝是怎么回事？

打嗝是婴儿期一种常见的症状。不停地打嗝是因膈肌痉挛，横膈膜连续收缩所致。膈肌运动是受植物神经控制的，孩子出生后一两个月，由于调节横膈膜的植物神经发育尚未完善，故婴儿容易发生打嗝。

511 什么情况婴儿容易发生打嗝？

当孩子受到轻微刺激，如吸入冷空气，吸奶太快时，膈肌会突然收缩，引起快速吸气，同时发出"嗝嗝"声。

512 婴儿打嗝现象什么时候会好转？

婴儿出生后其神经发育是有一个过程的，一般情况，孩子 3 个月后，调节横膈膜的神经发育趋于完好后，打嗝的现象会自然好转。

513 婴儿发生打嗝怎么办？

当宝宝发生打嗝时，可轻拍宝宝后背，或让宝宝继续吸吮母乳即可缓解。

514 婴儿头总朝一侧睡需要矫正吗？

一般家长都很关心孩子头的形状，所以很重视孩子的睡眠姿势。有些家长看到宝宝睡觉时头总朝向一侧，则担心会导致偏头，因此试图在孩子的枕下、背部垫上毛巾来改变头的方向。但是没多久，孩子的头又偏向原来的方向，所以有一段时间宝宝的头型看起来的确是歪的。

其实，对于这个问题也不必过于担心，等到宝宝能够翻身时，他就会不断改变头的方向而朝向另一侧了。孩子 1 周岁时，偏头现象就不会太明显了。

515 孩子囟门是否可以碰？

宝宝头顶部的囟门软软的，有些家长担心给孩子洗头时会碰伤囟门，因此，孩子出生数月尚不敢给孩子洗头。

孩子的头部分泌物较多，应经常清洗，虽然囟门未闭合时此处较薄弱、柔软，但仍有头皮和皮下组织保护。洗头时只要注意不用力压囟门，而是用手或纱布轻擦此处，就不会碰伤它。

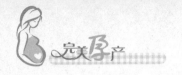

516 婴儿为什么经常打喷嚏？

婴儿都很容易打喷嚏，有时还会两个三个地连着打，有些家长见此情景便以为孩子着了凉而赶紧给孩子加衣被。其实婴儿打喷嚏并不一定因着凉所致，婴儿的鼻黏膜比较薄弱，因此较容易受到温度、湿度及灰尘等的刺激，从而产生一种神经性反应。

517 宝宝为什么总是啼哭？

哭闹是没语言表达能力的婴儿表达要求或痛苦的一种方式。婴儿受到饥饿、困乏，需排尿或排便等内在生理刺激，或外界冷、热、湿、疼痛、痒、疾病或精神上的刺激都可引起哭闹。

518 婴儿生理性哭闹的表现是什么？

生理性哭闹，哭声洪亮有力，婴儿哭闹首先应考虑是否奶量不足、尿布潮湿、衣被过热、过冷或体位不适、排便等上述生理或外界刺激所引起，或是因为要抱、要哄等要求未能满足。这些因素纠正后，如仍哭闹不止，则需详细检查有无病理现象。

519 采取什么措施可减少宝宝啼哭？

可采取以下措施减少宝宝啼哭：室温保持在26℃～28℃，空气清新，减少人员走动，给宝宝喂母乳，查看有无大小便，查看宝宝皮肤有无破损，抱孩子走动或让其听些柔和的声音。包裹过紧，环境过热过冷等引起的哭吵，则必须仔细查看，去除诱因。

520 宝宝哪些啼哭是病理性的？

凡能引起身体不适或疼痛的任何疾病，均可致小儿哭闹不安，宝宝啼哭有时也是某些疾病的早期反应，如消化不良，中耳炎，肠绞痛等，此时婴儿的哭声多呈痛苦状，抱起或喂奶也不能使哭闹停止，多伴有发热，咳嗽，吐泻，面色苍白，精神萎靡或呻吟等病理特征，这些属于病理性啼哭，应及时送医院治疗。

521 什么是新生儿黄疸？

新生儿生理性黄疸是指单纯因胆红素代谢特点引起的暂时性黄疸。

522 新生儿生理性黄疸什么时候出现？

生理性黄疸大多在生后2~3日出现，第4~6日最明显。

523 新生儿生理性黄疸多长时间消退？

足月儿多在生后7~10日内消退，早产儿可延迟至第3~4周消退。

524 新生儿黄疸出现的特点有哪些？

新生儿黄疸先见于面、颈，然后可遍及躯干及四肢，一般稍呈黄色，巩膜可有轻度黄染，但手心足底不黄。除黄疸外，小儿全身健康情况良好，不伴有其他临床症状，大小便颜色正常。

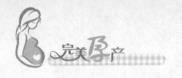

525 什么是母乳性黄疸？

由于母乳中含有较多脂肪酶及 β 葡萄糖醛酰苷酶，前者使乳中未饱和脂肪酸增多，从而抑制肝脏葡萄糖醛酸转移酶活性；后者能分解胆红素葡萄糖醛酸酯的酯键，使结合胆红素又转化为非结合胆红素，而易在小肠被重吸收，从而增加了肠－肝循环，结果血中非结合胆红素增加而出现黄疸。

526 母乳性黄疸有什么特点？

母乳喂养的婴儿，在生后 4~7 天出现黄疸，2~4 周达高峰，一般状况良好。黄疸一般持续 3~4 周，第 2 个月逐渐消退，少数可延至 10 周才退尽。黄疸期间若停喂母乳 3~4 天，黄疸明显减轻。若再用母乳喂养，黄疸不一定再出现，即使出现也不会达原有程度。

527 新生儿黄疸需要治疗吗？

生理性黄疸不伴有其他症状，精神、吃奶均良好，不需治疗。适当提早喂养，可减轻生理性黄疸。如生后 24 小时内出现黄疸或胆红素较高，黄疸持续时间超过 2~4 周可考虑有病理性黄疸，需进一步检查治疗。

528 什么是新生儿病理性黄疸？

黄疸在出生后 24 小时内出现，黄疸程度重，持续时间长，足月儿大于 2周，早产儿大于 4 周，黄疸退而复现。

529 新生儿为什么需要脐部护理？

脐带断端在干燥的过程中，处于薄弱的状态，容易有细菌滋生，脐带在接近脱落时会有较多的黏液性或血性分泌物，每日两次脐部消毒，可有效预防脐部感染。

530 新生儿脐部常规护理的方法是什么？

暴露脐部，由内向外用 75% 酒精环形消毒脐带残端和脐轮，一日 2 次，脐带脱落后应继续消毒脐窝处直至分泌物消失，脐带脱落前，勿试图将其剥脱，结扎线如有脱落应当重新结扎。

531 新生儿肚脐需要包裹吗？

一般情况下，新生儿肚脐不宜包裹，保持干燥使其易于脱落。

532 新生儿沐浴后如何进行脐带护理？

新生儿的脐部可以用清水洗，每天沐浴后，用消毒干棉签蘸干脐窝里的水及分泌物，再以棉签蘸 75% 酒精溶液消毒脐带残端、脐轮和脐窝，保持脐带干燥，不要用纱布包裹脐带。

533 新生儿脐部出现红肿、脓性分泌物如何护理？

如新生儿脐部红肿或分泌物有臭味，提示脐部感染，应及时去医院就诊。

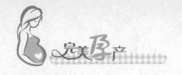
534 新生儿脐部需要观察什么？

观察脐部有无异常分泌物，有无出血、渗血、红肿等异常情况，保持脐部干燥。

535 新生儿大小便污染肚脐怎么办？

勤换尿布，尿布的折叠勿盖住脐部，防止尿液污染，如脐部被大小便污染后，应立即给予护理，用干棉签蘸75％酒精消毒肚脐。

536 新生儿沐浴的目的是什么？

保持皮肤清洁，预防皮肤感染，促进血液循环，使婴儿感到舒适。

537 新生儿沐浴的最佳时间是什么时候？

新生儿沐浴在哺乳后1小时和睡前进行最佳。喂奶后马上进行洗浴，会引起呕吐。

538 新生儿沐浴的室温和水温分别是多少？

室温26℃～28℃，水温39℃～40℃。用手腕内侧或水温计测试水温。为了避免烫伤，兑洗澡水要先放凉水，再放热水。

539 新生儿沐浴时需要注意什么？

动作轻柔，注意保暖，沐浴时勿使浴水流入耳、鼻、眼、口腔，避免爽身粉进入眼或吸入呼吸道。沐浴时动作要快，注意清洗颈部、腋下、腹股沟的皱褶及男婴阴囊下部位。新生儿新陈代谢旺盛，基本上保持每日沐浴一次，夏天可洗 2 ~ 3 次。

540 新生儿沐浴的步骤有哪些？

成人用手臂和身体将宝宝身体夹在腋下，一手托住头部，用拇指和中指从耳后向前反折压住耳廓，盖住双耳，先洗净脸部，然后再洗头，擦干头部，将宝宝放进盆中，依次洗净颈部、上肢、躯干、下肢，最后洗腹股沟，臀部和外生殖器，重点清洗颈部、腋下、肘窝和腹股沟等皮肤皱褶处。

541 新生儿沐浴后如何护理？

新生儿沐浴后用大毛巾轻轻蘸干全身，脐带用 75% 酒精消毒，更换干净衣物和纸尿裤。

542 婴儿清洗屁股注意事项有哪些？

婴儿大便后应及时清洗屁股并更换尿布或纸尿裤。婴儿的皮肤十分娇嫩，被含有酸碱性物质的大小便刺激后，容易引起红臀。如果大便污染尿道口，还会发生尿路感染。给婴儿清洗屁股应注意以下注意事项：

洗屁股用的水温要适宜，一般为 36℃ ~ 37℃。

先洗尿道，再洗肛门周围，以防止肛门部位的细菌污染尿道口。这对女婴尤为重要，因为女性的尿道口离肛门近，更容易感染。男婴应注意阴囊下的清洗。

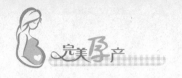

543 刚刚出生的小宝宝其五官和指甲怎样清洁护理呢?

眼睛: 新生儿刚出生不久, 眼睛有时可见少许分泌物, 可用干净棉签蘸凉开水, 轻轻擦拭掉即可。如果分泌物过多, 应在医生指导下外用眼药水。

耳朵: 新生儿的外耳道短, 加之耳咽管短、宽平和位置较低, 易感染。所以, 清洁时应特别注意, 不要让水流入耳道内。外耳道一般不要用挖耳勺或棉签等工具清理。

鼻子: 新生儿鼻腔短, 鼻黏膜细嫩, 一般不要清洁。如有鼻塞, 可用细棉签蘸少许香油将鼻腔中的分泌物清除。

口腔: 新生儿口腔黏膜细嫩, 血管丰富, 容易损伤, 千万不要用纱布擦拭, 更不能挑 "马牙", 以防因口腔黏膜溃破而造成感染。如发现宝宝口腔内有些白色奶瓣样物, 又冲洗不掉, 可能是患了口疮, 这时, 可用2% ~ 5%的苏打水清洗患部, 然后涂以制霉菌素混悬液, 每天2 ~ 3次。

指甲: 婴儿的指甲长得又快又薄, 如果不修剪, 容易抓伤皮肤, 婴儿修剪指甲最好在洗澡以后进行。

544 如何选购洗护用品?

选购婴儿洗护用品时, 需仔细认清产品成分及阅读产品使用说明书。选择纯净、植物的, 温和、低刺激的, 不添加酒精、色素、三氯生; 不添加甲醛释放原料; 不添加尼泊金酯类防腐剂成分的。

545 新生儿臀部护理的重要性是什么?

保持新生儿臀部清洁, 促进新生儿舒适, 预防臀红。

546 如何给婴儿使用尿布？

婴儿尿布包兜不可过紧、过松，必须兜住整个臀部和外生殖器，经常查看尿布有无污染，做到及时发现及时更换，不宜垫橡胶垫或塑料布，保持臀部清洁干燥。

547 婴儿红臀诱发的原因有哪些？

（1）尿液、粪便刺激。

（2）尿布或纸尿裤不透气或未及时更换，潮湿闷热损伤皮肤。

（3）爽身粉涂抹过多、结块磨损皮肤。

（4）对清洗尿布的清洗剂过敏。

（5）饮食不当，出现消化不良或肠炎。

548 预防新生儿红臀的方法有哪些？

（1）每次喂奶前、排便后及时更换尿布或纸尿裤，保持臀部清洁干燥。

（2）大便后用清水洗净臀部，或用婴儿护肤湿巾从前向后擦拭干净，并涂上婴儿护臀膏。

（3）尿布或纸尿裤不可包兜过紧，不宜使用橡胶单或塑料布。

（4）饮食规律，避免发生消化不良或肠炎。

（5）不可用肥皂清洁臀部，并轻兜尿布，季节或室温条件允许时，可仅垫尿布在臀下，使臀部暴露于空气中。

549 新生儿轻度红臀怎么办？

保持臀部清洁、干燥，使臀部暴露在阳光下，每日 2 ~ 3 次，每次 10 ~ 20

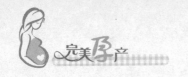

分钟，注意保暖，用红外线灯照射，可加速渗出物吸收和抗炎作用。

550 什么情况下的红臀需要看医生？

如果婴儿发生重度红臀，如有水疱、脓疱、黄色液体渗出、溃烂或持续不愈，需及早就医，给予抗炎、抗霉菌治疗。

551 新生儿抚触的好处有哪些？

（1）新生儿抚触是肌肤的接触，能促进母婴情感交流，提高纯母乳喂养率。

（2）能促进新生儿神经系统的发育，提高婴儿应激能力和情商，促进新生儿智力和感知觉发育，增加睡眠。

（3）能加快婴儿免疫系统的完善，提高免疫力。

（4）促进消化和吸收，减少哭闹，改善皮肤功能，促进血液循环，保持皮肤清洁和弹性，促进婴儿生长发育。

552 新生儿抚触的最佳时间是什么时候？

抚触时间应在两次进食中间，或喂奶 1 小时后，最好选在沐浴后、午睡及晚上就寝前，孩子清醒、不疲倦、不饥饿、不烦躁的时候进行。

553 新生儿抚触时要注意什么？

饥饿时或进食后 1 小时内不宜进行。

婴儿皮肤娇嫩且薄，抚触时要适当用力，禁忌用力太大，但太轻也不能起到作用。

在抚触进行到任何阶段，出现以下的反应：如哭闹、不安、烦躁、肌紧张力提高、肤色变化时应停止该部位的抚触，如以上反应持续 1 分钟以上应完全停止抚触。

抚触全身使婴儿全身皮肤微微发红，并注意与婴儿交流。

554 新生儿抚触的顺序是什么？

头部－胸部－腹部－上肢－下肢－背部－臀部。

555 新生儿抚触前做哪些准备？

抚触前室温最好是 28℃以上。

选一首柔和的音乐，帮助放松。

提前准备好婴儿的毛巾、干净的纸尿裤及衣物，抚触后给婴儿换上。

妈妈要洗净双手，指甲剪短，无倒刺，不使用指甲油和戴首饰，以免划伤孩子皮肤。把婴儿润肤油倒在手中，揉搓双手温暖后，再给婴儿做抚触。

抚触过程中和孩子交谈，或唱歌，进行情感交流，使母婴心情放松愉悦。动作轻柔，力量适当，每个部位的动作重复 4～6 次。

556 新生儿抚触时各部位的安全点有哪些？

（1）头部：双手捧起婴儿头部时，要注意他的脊柱和颈部的安全。

（2）胸部：避开乳头。

（3）腹部：顺时针进行，有利于婴儿肠胃消化。脐带未脱落时，避开脐带。

（4）关节处：婴儿最容易感到疼痛的地方是关节处，应自如地转动婴儿的手腕、肘部和肩部的关节。不要在婴儿的关节处施加压力。

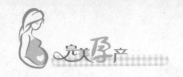
557 新生儿抚触到底怎么做呢?

第一步:两拇指指腹从眉间向两侧推;

第二步:两拇指从下颌部中央向两侧以上滑行至耳前,让上下唇呈微笑状;

第三步:一手托头,用另一只手的指腹从前额发际抚向脑后,最后食指、中指分别在耳后乳突部轻压一下,换手,同法抚触另半部;

第四步:两手分别从胸部外下方向对侧上方交叉推进,至两侧肩部,在胸部划一个大的交叉,避开新生儿的乳腺;

第五步:食指和中指从新生儿的右下腹至上腹向左下腹移动,呈顺时针方向画半圆,避开新生儿的脐部和膀胱;

第六步:两手交替抓住婴儿的一侧上肢从上臂至手腕轻轻滑行,然后在滑行的过程中从近端到远端分段挤捏。对侧及双下肢做法相同;

第七步:用拇指指腹从婴儿掌面/足跟向手指/足趾方向推进,并抚触每个手指和足趾;

第八步:以脊椎为中分线,双手分别平行放在脊椎两侧,往相反方向重复移动双手,从背部上端开始逐步向下渐至臀部,最后由头顶沿脊椎摸至骶部、臀部。

以上每个步骤重复 4~6 次,抚触时间 10~15 分钟。

558 如何给婴儿测量体温?

每日测量体温两次,解开婴儿衣服,轻轻擦干腋窝,将体温计汞端放于婴儿腋窝深处紧贴皮肤,帮助夹紧上肢,保证测量温度的准确性,10 分钟后取出。

559 测量婴儿体温的最佳时间是什么时候？

选择适宜的测温时间，在婴儿哭闹、洗澡、进食后避免测量体温，在测温的过程中要注意保暖。

560 影响新生儿体温的因素有哪些？

新生儿体温调节中枢发育不完善，体温调节功能不稳定，故易受到外界环境的影响而波动。如衣着过多、盖被过厚、室温过高等均可影响新生儿的体温。

561 新生儿正常体温是多少？

新生儿的体温调节中枢功能不够完善，出生后环境温度低于宫内温度，其体温可因热量的丧失而下降。一般 1 小时内可下降2℃~3℃，然后逐渐回升并波动在36℃~37.2℃之间。

562 新生儿体温为什么会随外界环境的变化而变化？

新生儿皮下脂肪薄弱，体表面积相对较大（新生儿体重为成人的1/20，体表面积为1/6），容易散热；另一方面新生儿汗腺发育不完善，体内水分不足时容易发热，因而宜给新生儿一合适的环境温度（即所谓中性温度）。

563 小儿发热了怎么办？

小儿正常腋温在36℃~37℃之间，当体温超过此范围即称发热。小儿测

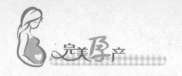
体温应在相对安静状态下测，刚哭闹完，母亲抱着，刚喂完奶体温相对较高，可于半小时后复测，如还不正常可就医。

新生儿发热分感染性及非感染性发热，环境温度高，新生儿汗腺组织发育不完善，体温就易升高，注意除外环境温度的影响。发热时要及时测体温，体温超过38.5℃要给予物理降温。新生儿发热应以物理降温为主，新生儿居住室温不宜超过25℃，如室温过高请设法降低室温。常用的物理降温方法有：头部枕凉水袋；温水浴或温水擦浴（水温33℃～35℃）；擦浴部位为前额、四肢、腹股沟及腋下（禁用酒精）。

564 小儿腹泻了怎么办？

腹泻是指大便的次数比平时多，比平时稀，有的是水样便，有的有黏液、脓血，有的有许多泡沫。腹泻分感染性和非感染性两种，如果你的孩子出现腹泻，你应立即把新鲜大便用塑料瓶盖带到附近医院检查。如果腹泻时间很长，一定要上医院，彻底检查，不要自行用药，如果孩子不满半岁，母乳喂养，大便检查正常，精神、食欲好，体重增长满意可能是生理性腹泻，添加辅食后可好转，如果孩子同时出现尿少、哭时眼泪少、皮肤发干、口腔黏膜发干、前囟、眼窝凹陷可能存在脱水，请立即就诊。

565 什么叫婴儿脱水热？

有的新生儿于生后2～3天，由于母乳不足、进入液量又少，或因包裹过暖、用热水袋保暖过度，体温可突然上升达39℃～40℃。但一般情况尚好，去除热水袋，松解包裹，口服或静脉补液，体温立即下降，即为脱水热。

566 为什么要监测婴儿体重的变化？

每日给新生儿监测体重，便于了解新生儿健康状况和营养状况。若体重下降过快，需寻找原因，如母乳是否充足，喂养方法是否合适。还须仔细检查有无频繁呕吐、腹泻、全身性感染等，并注意有无失水，如皮肤弹性差、眼眶凹陷，表示有失水现象，应考虑静脉补液。

567 如何给婴儿测量体重？

关好门窗，室温26℃～28℃，一般在洗澡前测量，脱去婴儿衣服及尿布，轻放在体重秤上，手悬于婴儿上方，保证安全。

568 什么是新生儿鹅口疮？

又名雪口病、白念菌病，是由白色念珠菌感染引起的口腔黏膜疾病，多见于婴幼儿。多由于乳具消毒不严，哺乳前未认真洗手，或擦拭婴儿口腔的布类不洁引起。

最常发生于抵抗力较低的患儿，如早产儿、低体重儿。

569 鹅口疮的症状是什么？

口腔黏膜出现乳白色、微高起斑膜，周围无炎症反应，形似奶块，无痛，不易擦去斑膜，斑膜面积大小不等，可出现在舌、颊、腭、或唇内黏膜上，有时波及咽部，严重者口腔黏膜大部或全部被斑膜覆盖，并可蔓延至咽部甚至波及到肺，则危及生命。

因患处无疼痛感，所以婴儿不会哭闹，也不会引起流涎，但是有时会出现吃奶不香或吃奶量少甚至不吃奶。

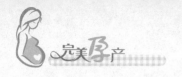

570 如何预防鹅口疮？

（1）母乳喂养的母亲在喂奶前要洗手并将乳头擦干净，擦乳头的毛巾要单独使用消毒。

（2）勤换内衣，防止长时间奶渍留在内衣上，引发细菌繁殖。

（3）用奶瓶的婴儿，一定将奶瓶奶嘴消毒，用开水煮 30 分钟即可。

571 鹅口疮怎么治疗？

用制霉菌素涂口腔，将口腔内白膜擦去，一片溶于 10ml 温水中，每天 3 次。

572 什么是新生儿尿布皮炎？

一般认为是由于大小便浸湿的尿布未及时更换，或婴儿皮肤对尿布及清洁用品残留物过敏所致，表现为尿布接触的皮肤部位起红疹，继而出现疱疹、糜烂。

573 如何预防新生儿尿布皮炎？

选择干爽型纸尿裤，如果用尿布，要选用细软的旧布做尿布，不要用塑料布及橡皮垫，勤换尿布，尿布清洗干净，阳光下直接晒干。大小便后用温水洗臀部，多晒日光或用灯光照射，使汗液、尿液蒸发干燥。

574 如何治疗新生儿尿布皮炎？

轻者仅擦2%龙胆紫溶液及局部暴露即可，外用5%鞣酸软膏或40%氧化锌油，可加速创面干燥及表皮再生。重症者需遵医嘱综合治疗。

575 什么是间擦疹？

又称擦烂，是由于皮肤皱褶处湿热、积汗及相互擦伤等引起充血发生的皮肤急性炎症。多见于生后不久的新生儿及肥胖婴儿。

576 间擦疹容易发生在什么部位？

皮肤损害限于皱褶处如颈前、耳根后窝、腋窝、腹股沟、阴囊与大腿之间、臀窝、肛门等处。

577 间擦疹有什么症状？

皮肤红斑、肿胀，边缘清楚且界限与摩擦的皮肤一致。潮湿、多汗、表皮浸渍及表皮剥脱，易有糜烂及浆液渗出。

578 什么是婴儿湿疹？

婴儿湿疹，常见于1~6个月的婴儿。这个阶段正值吃奶时期，所以又称为"奶癣"。

年龄：生后1~2个月出现，6个月后逐渐好转，多于1~2岁痊愈。

病因：蛋白过敏、肥皂、化妆品及冷热等不良刺激，吃糖过多、喂养不

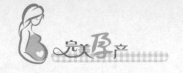

当导致消化不良等。

皮疹：以丘疱疹为主的多形性（红斑、丘疹、水疱）皮肤损害，有渗出倾向，伴剧烈瘙痒。

部位：多见于头面部，重者蔓延颈、肩、胸及四肢，甚至全身。

特点：时好时坏，反复发作，冬季复发或加剧。

579 什么是新生儿毒性红斑？

可能由于母体内分泌激素经胎盘或乳汁进入新生儿体内，或因婴儿肠道吸收某种致敏原而引起的变态反应。症状：一般于生后24小时后，皮肤发生鲜红色红斑，大小不等，数目可多可少，也可融合成片。有时红斑上可出现略带黄色的丘疹，个别可于其上发生脓疱，部位以躯干、尤其臀、背部为多。

580 新生儿毒性红斑如何护理呢？

室内温度适宜，被褥保持清洁、柔软，不宜过厚，以免使患儿全身不适而增加皮肤因皮疹而引起的瘙痒感。

注意消毒隔离，每日通风2次，每次15~20分钟，勤洗手。

可遵医嘱予保英药膏涂抹患处，每日数次。

581 婴儿湿疹怎么护理呢？

饮食上要注意去除致敏原。因喝牛奶、羊奶引起的湿疹，可选择深度水解配方奶粉。母乳喂养的母亲饮食上要注意，忌食鱼腥及刺激性食物。

忌用肥皂及热水清洗湿疹患处。碱和热水的刺激会加重湿疹的症状。

避免接触致敏物质。如春天刮风时应少带婴儿外出，避免到花开较多的地方接触花粉。

忌给婴儿穿毛织物衣服。毛衣、毛毯、化学纤维制品均容易引起过敏反应，应改用棉布衣物。

582 什么是脓疱疹？

脓疱疹是新生儿期常见的一种皮肤感染，病原体多为金黄色葡萄球菌。常见于面、躯干和四肢，带有白色脓尖或疱内有黄色脓液。

583 怎样预防脓疱疹？

（1）注意新生儿的清洁卫生，每天洗澡 1 次，要保持浴巾的清洁，每天清洗消毒。包裹不要过严，局部温度过高可使婴儿烦躁、哭闹、多汗，洗澡可降低皮肤表面温度，使血液循环加速，毛孔开放，避免污垢集结于皮肤，以达到皮肤清洁。

（2）保持室温在 22℃～24℃，湿度在 55%～65% 之间，每天开窗通风1～2次。

（3）勤洗手、勤换衣服及尿布，保持衣物柔软干燥。

（4）如发现脓疱疹注意防止向全身其他部位扩散。

584 脓疱疹如何治疗？

发现婴儿出现小脓疱要彻底消毒衣物及奶具，用酒精擦拭脓疱，如带有白色脓尖或疱内有黄色脓液，用无菌针头刺破脓疱，用蘸有 75% 酒精棉棍将疱内脓液全部挤压干净，局部涂龙胆紫，如发现有脓液形成随时用 75% 酒精消毒并压出脓汁。

轻者口服或肌注抗生素。重者静脉输入抗生素。

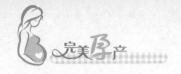

585 什么是新生儿寒冷损伤综合征？

新生儿寒冷损伤为低体温所致，病情严重者出现新生儿硬肿症，以皮下组织硬化、水肿为特征，多发生在寒冷季节，多见于重症感染、窒息、早产及低出生体重儿。严重低体温、硬肿症者可继发肺出血、休克及多脏器功能衰竭而致死。

586 新生儿硬肿症有什么症状？

表现为低体温、皮肤硬肿和多系统功能损害。

587 什么是新生儿败血症？

指各种病原菌（致病菌和条件致病菌）侵入血循环、繁殖与播散、释放毒素和代谢产物，并可诱导细胞因子引起严重毒血症和全身性感染。

588 新生儿败血症症状是什么？

新生儿败血症的体温表现，体壮儿为体温升高，体弱及早产儿表现为体温不升。病情发展较快、较重，不需很长时间即可进入不吃、不哭、不动、面色不好、神萎、嗜睡。生理性黄疸消退延迟。如继续加重可出现面色苍白，四肢冰凉，皮肤出现大理石样花样；脉细而速等休克症状。

589 新生儿低血糖的症状是什么？

新生儿低血糖症常为无症状型。出现症状者主要表现为神萎、嗜睡、喂养困难、肌张力低下、呼吸暂停、阵发性青紫，也可表现为烦躁、震颤、惊厥。

590 什么是新生儿低血糖？

不论胎龄和出生体重，凡出生 24 小时内血糖低于 2.2mmol/L，24 小时后血糖低于 2.8mmol/L，称为低血糖症。

591 如何治疗新生儿低血糖？

由于并不能确定引起脑损伤的低血糖阈值，因此不管有无症状，低血糖者均应及时治疗。

（1）无症状性低血糖并能进食者：可先进食，并密切监测血糖，低血糖不能纠正者可静脉输注葡萄糖。

（2）症状性低血糖：需要静脉输注葡萄糖，并且密切监测血糖。顽固性低血糖持续时间较长者可加用氢化可的松，或口服泼尼松（强的松）。血糖正常后逐渐减量。极低体重早产儿对糖耐受性差，输注葡萄糖时应注意输注速度。

（3）持续性低血糖：提高葡萄糖输注速率。还可静脉注射胰高血糖素。高胰岛素血症可用二氮嗪，胰岛素细胞增生症则须作胰腺次全切除，先天性代谢缺陷患儿给予特殊饮食疗法。

592 什么是新生儿低血钙？

正常新生儿血清总钙 2.25 ~ 2.75 mmol/L，当血清总钙小于 2.0mmol/L，或血清离子钙小于 0.9mmol/L，称为低钙血症。

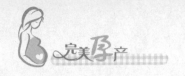

593 新生儿低血钙的症状是什么?

主要为神经肌肉兴奋性增高,出现不安、震颤、惊跳、手足抽搐、惊厥,严重者出现喉痉挛和窒息。

594 什么是新生儿喉喘鸣?

新生儿喉喘鸣指出生时或出生后数周内出现的喉部高音调的喘鸣声,常见为先天性单纯性喉喘鸣又称喉软化症,是指喉部组织过度松弛,吸气时向内塌陷,堵塞喉腔上口而发生的喘鸣,是新生儿期喘鸣最常见的原因。

595 新生儿喉喘鸣有哪些表现?

喉喘鸣多为高音调鸡鸣样的喘鸣声,也可为低音的震颤声,一般只在吸气时发生,重者也可在呼气时发生。症状多为间歇性、睡眠或安静时消失,啼哭和躁动时明显,俯卧时减轻或消失,仰卧时明显。喉喘鸣时可同时伴有锁骨上窝、肋间和上腹部凹陷,但生长发育良好,哭声正常。除少数患儿喉喘鸣可在出生时即有之外,绝大多数患儿喉喘鸣在出生 2 ~ 3 周出现,在 8 ~ 12 个月期间进行性加重,然后逐渐减轻,18 ~ 24 个月完全消退。因此,绝大多数的轻者患儿不需要特殊治疗,个别严重病例需要外科干预。

596 新生儿颅内出血的早期表现是什么?

50% 患儿无临床症状或体征,仅在超声或 CT 检查时发现,症状在数小时至数天内断续进展,神智异常或呆滞或激惹,肌张力低下,动作减少,呼吸不规则、烦躁、尖叫、拒奶,病情进展出现意识障碍,呼吸困难或暂停、抽搐、瞳孔反射消失、伴血红蛋白下降、前囟紧张、血压下降、心动过缓以及难以纠正的酸中毒。

597 哪些孩子易发生新生儿颅内出血？

新生儿缺氧、早产儿、产伤（产钳助产分娩或臀位牵引史），还有25%的患儿可无明显诱因。

598 新生儿感染性肺炎常见的原因是什么？

新生儿感染性肺炎常见的原因有：宫内感染性肺炎，主要是通过羊水或血行传播发病，其病理变化广泛，常与产科因素密切相关；分娩过程中感染性肺炎，因胎儿在分娩过程中吸入孕母阴道内被病原体污染的分泌物而发生的肺炎，或断脐不洁发生的血行感染；出生后感染性肺炎，接触新生儿者患呼吸道感染时易传给新生儿，致新生儿发生肺炎；或脐炎、皮肤感染和败血症时病原体经血行传播至肺而致肺炎。肺炎的病原体也可进入血液，引起败血症，但较前者少见。

599 新生儿感染性肺炎症状是什么？

宫内感染患儿出生时常有窒息史，复苏后呼吸急促、呻吟、青紫、呼吸暂停，严重病例出现呼吸衰竭。同时伴有全身感染症状，如体温不稳、腹胀、黄疸等。

600 什么是新生儿头颅血肿？

又称骨膜下血肿，常位于一侧或两侧顶骨部，局部皮肤不肿，不变色，由于骨膜下出血缓慢，血肿多在生后数小时或2～3天才明显，1周内达最大

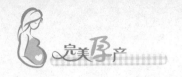

范围，以后逐渐吸收缩小，血肿界限清楚，不越过骨缝，有波动感，局部皮肤颜色无改变。

601 新生儿头颅血肿和产瘤的区别是什么？

产瘤的水肿范围可超越骨缝，出生时可发现，界限不分明，压之柔软且可凹，无波动感，局部皮肤可呈红或紫色。头颅血肿吸收较慢，因大小不同可在 2 周至 3 个月左右消退。

602 什么是新生儿呼吸窘迫综合征？

为肺表面活性物质缺乏所致，多见于早产儿，生后数小时出现进行性呼吸困难、青紫和呼吸困难。

603 新生儿呼吸窘迫综合征有什么症状？

主要见于早产儿，生后不久出现呼吸急促，60 次/分以上，呼气性呻吟，吸气时出现三凹症，病情进行性加重，至生后 6 小时症状已十分明显，继而出现呼吸不规则、呼吸暂停、青紫、呼吸衰竭。

604 新生儿锁骨骨折的症状是什么？

新生儿锁骨骨折是产伤性骨折中最常见的一种，特别容易发生在顶先露肩部娩出困难和臀位产过度牵拉胎儿肩部时。

605 新生儿锁骨骨折的表现有哪些？

患儿特征性地表现为患侧上肢活动受限，患侧拥抱反射消失。锁骨骨折一般不需处理，10～14 天可自愈。

606 新生儿高胆红素血症如何处理？

新生儿高胆红素血症处理的主要目的是为了预防胆红素脑病的发生，光疗是最常用的有效而安全的方法。

607 新生儿脐炎的症状是什么？

脐带根部发红，或脱落后伤口不愈合，脐窝湿润、流水，这是脐带发炎的最早表现。以后脐周围皮肤发生红肿，脐窝有浆液脓性分泌物，带臭味，脐周皮肤红肿加重，或形成局部脓肿，败血症，病情危重会引起腹膜炎，并有全身中毒症状。发热，不吃奶，精神不好，烦躁不安等。

慢性脐炎时局部形成脐部肉芽肿，为一小樱红色肿物突出、常常流黏性分泌物，经久不愈。

新生儿脐炎预防：新生儿出生时脐部应采取无菌处理，不可用不洁物品覆盖脐部，并要保持脐部干燥。如脐部潮湿、渗液或脐带脱落后伤口延迟不愈，则应作脐局部消炎处理，必要时静脉使用抗生素，以防败血症的发生。

608 什么是新生儿眼炎？

新生儿出生 28 天内发生结、角膜炎，学名称新生儿眼炎。按致病元凶分为淋菌性眼炎和非淋菌性眼炎两大类。新生儿眼炎多是经阴道分娩感染而来，也可发生于宫内，或出生后感染。其感染的病原菌随着时代的发展而不断变

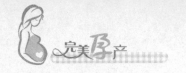

迁,从链球菌到葡萄球菌,直至淋球菌。

609 新生儿脐疝有什么症状?

新生儿脐疝是由于脐环关闭不全或薄弱,腹腔脏器由脐环处向外突出到皮下形成。疝囊大小不一,直径多为1cm左右,偶有超过3~4cm者。多见于低出生体重儿,体重低于1500g者75%有脐疝。

610 先天性心脏病早期表现是什么?

(1)出生后持续有心脏、呼吸功能不良的症状。

(2)持续青紫或反复出现神志不清。

(3)喂奶困难,体重不增,易激惹不安。

(4)肺部反复出现肺炎样体征。

(5)发现心脏外其他先天畸形。

611 糖尿病母亲所生婴儿有何特殊之处?

由于母亲血糖高,致使胎儿血糖升高,胰岛素分泌代偿性增高;糖尿病母亲所生婴儿易发生:

(1)低血糖症,发生率约50%~75%,于生后24小时,尤其生后1~2小时内发生者居多;

(2)低血钙症,发生率约为50%~60%;

(3)高胆红素血症,发生率约为20%~30%,大多于生后48~72小时内出现;

(4)红细胞增多症,发生率约为65%,由于促红细胞生成素产生过多所致;

(5)肺透明膜病:发生率约为30%,由于胎龄小,肺发育不成熟,以及胰岛素过多，而致肺泡表面活性物质缺乏所致；

(6) 易并发先天畸形；

(7) 产伤，胎儿过大难产所致。

由于在生后 24 小时内并发症发病率较高，所以在生后应进入新生儿科进行观察、监护。

612 早产儿日常怎么护理？

因早产儿体温中枢发育不成熟，不能维持正常体温，所以合理的保暖尤为重要。适宜的室温：24℃ ~ 28℃，湿度55% ~ 65%，尽量使婴儿的体温维持在 36℃ ~ 37.2℃之间（每日测体温 1 ~ 2 次）。

为保证室内空气的清新，应做到每日 2 次通风，但应注意让婴儿远离窗口处，避免引起感冒。

早产儿比正常婴儿更加娇嫩，更容易引起感染，所以在与婴儿接触前应先洗手，保证手的清洁，以免给婴儿造成不必要的感染。其次，喂奶后应将婴儿竖起轻拍背部，拍出咽下的气体。再次，应尽量减少亲戚、朋友的来访，减少室内人员的密度。

每日应保证给婴儿洗浴 1 次，保持皮肤的清洁，洗浴时室温应在 26℃ ~ 28℃，水温在 40℃ ~ 43℃，为婴儿洗浴时动作应迅速，以免婴儿受凉（有条件应尽量给婴儿使用淋浴）。

早产儿皮肤娇嫩，应勤给婴儿更换尿裤，以免长时间的尿、便刺激而引起新生儿臀红（婴儿便后应给其清洗臀部）。

早产儿应注意保持安静的环境，减少噪音及外界的不良刺激。

如早产儿出院后脐带仍未脱落，应每日给婴儿用 75% 的酒精棉签消毒脐带（脐周、脐根部）每日 2 次，直至脐带脱落、脐周无分泌物为止。

出生体重未足 2500g 的早产儿，出院后体重达到 2500g 后应及时到指定的单位进行必要的预防接种（乙肝、卡介苗）。

对早产儿应多与其进行皮肤接触，抚触对于婴儿成长发育更为有益。

早产儿补钙（鱼肝油）的时间，出生后 2 周左右开始，每日一粒（每粒 400 单位）。

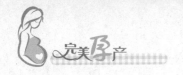

613 早产儿如何喂养？

早产儿抵抗力较正常新生儿低，所以早产儿更应该保证母乳喂养，因母乳中含有大量的抗体，可提高早产儿的抵抗力。

母乳喂养的早产儿喂奶前母亲应先洗手，并用干净的毛巾擦拭奶头后再喂奶，以免因为母亲手和奶头的不洁而引起婴儿腹泻。

喂养婴儿的奶具应保证清洁。每次用后要用开水煮沸 15 分钟后方可再次使用。

注意早产儿体重的增长，定期称体重，以此可反应婴儿的喂养及其生长发育情况。

614 什么是过敏性疾病？

过敏性疾病由过敏反应引起，过敏反应又称变态反应，是机体对一种或多种物质的不正常反应，其主要起因是由于过敏病患者体内产生了过多的一种特殊的抗体，称免疫球蛋白 E（IgE）。它可以和环境中的致敏物质（变应原）起反应，刺激机体产生、释放某些过量的化学物质，继而产生各种症状。过敏性疾病主要与遗传和环境有关。任何人都可能发生过敏，但如果父母一方或双方是过敏体质（如患有湿疹、哮喘、过敏性鼻炎、荨麻疹等），则子女发生过敏的可能性会大大增加。

儿童过敏占过敏性疾病的 70%。婴儿期主要出现的是食物过敏，可以引起皮肤湿疹、胃肠道症状如呕吐、腹痛、腹泻等；1 岁左右以后上述症状大部分消失，开始出现呼吸道的咳嗽、喘息或鼻炎的症状。

儿童过敏的过敏原也存在变化：小婴儿期主要过敏原是牛奶、鸡蛋等食物；1 岁左右以后开始出现对螨虫的过敏；2～3 岁对花粉过敏的人数开始增多。

常见的过敏性疾病主要有支气管哮喘、变应性鼻炎（常年性变应性鼻炎和季节性变应性鼻炎）、荨麻疹、湿疹、过敏性紫癜、药物过敏、食物过敏、过敏性休克等。

615 什么是维生素 D 缺乏性佝偻病？

维生素 D 缺乏性佝偻病是我国婴幼儿的常见病，是因缺乏维生素 D 引起体内钙磷代谢失常，造成骨骼钙化不良而致骨骼病变。佝偻病虽很少直接危及生命，但因生长发育受阻，免疫力降低，易并发肺炎、肠炎等感染，往往迁延不愈。因此，应引起家长的重视。

616 维生素 D 缺乏性佝偻病的病因有哪些？

（1）维生素 D 摄入不足；

（2）日光照射不足；

（3）生长速度快；

（4）其他疾病或药物作用。

617 维生素 D 缺乏性佝偻病的临床表现有哪些？

主要表现有生长骨的骨骼改变，肌肉松弛及神经精神症状。临床上按活动程度分为活动早期（初期）、活动期（激期）、恢复期及后遗症期。

初期：主要表现为神经精神症状，小儿多汗，夜惊，易激惹，烦躁。多汗与室温、季节无关。此时骨骼症状不明显。

激期：除上述神经精神症状更明显外，主要是骨骼改变：如方颅、前囟迟闭、乳牙萌出推迟、鸡胸、"O"或"X"形腿、脊柱后凸畸形等。

恢复期：经治疗后，临床症状如激惹、烦躁、出汗等逐渐好转而至消失。

后遗症期：活动期临床症状消失，仅严重佝偻病患儿遗留轻重不等的骨畸形。

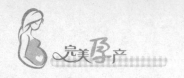

618 新生儿期怎样预防维生素 D 缺乏性佝偻病？

以 1 岁以内小儿为重点，系统管理到三岁，做到抓早、抓小、抓彻底。

提倡母乳喂养，尽早开始户外运动。

对早产、双胞胎、人工喂养儿或冬季出生的小儿于生后 1 ~ 2 周开始，每日口服维生素 D 40IU，连续服用，不能坚持口服者可给维生素 D10 万 ~ 20 万 IU 一次肌注，也可同时给予适量钙剂，每日不超过 0.5 克。

619 婴幼儿期的预防措施重点有哪些？

提倡母乳喂养，及时添加辅食，但不要过早添加谷类食品（6 个月左右再加）。

加强户外活动，多晒太阳，平均每日 1 小时以上。

对体弱儿或在冬季可给维生素 D20 万 ~ 40 万 IU，于冬季一次肌注，同时可适量补加钙剂。

多吃富含钙、磷的食物，例如：肝类、虾皮、木耳、海带、牛奶、奶油、鱼子、蛋黄、肉、禽、鱼等，同时要注意避免过量摄入脂肪。

620 什么是缺铁性贫血？

缺铁性贫血是世界四大营养缺乏病之一，在我国小儿患病率很高。缺铁性贫血是由于体内贮存铁缺乏，影响了血红蛋白合成致使血蛋白减少而引起的一种低色素小细胞性贫血。缺铁性贫血可发生于各种年龄，尤多见于 6 个月至 3 岁的婴幼儿。

621 缺铁性贫血的病因有哪些？

体内贮铁不足，铁摄入不足或吸收不良，生长发育因素，铁的丢失过多。

622 缺铁性贫血的临床表现有哪些？

发病多在 6 个月至 3 岁，大多起病缓慢，症状轻重取决于贫血程度和贫血发生、发展的速度。一般表现：皮肤、黏膜逐渐苍白，易疲乏无力，不爱活动。神经、精神变化：常烦躁不安或萎靡不振，较大小儿常精神不集中，记忆力减退，智力低于正常儿童。

造血器官表现：肝、脾、淋巴结可轻度肿大。

其他症状：食欲减退，少数有异食癖。常有呕吐、腹泻。血红蛋白值低于正常：

生后 10 天的新生儿，血红蛋白 $< 145g/L$；

10 天~3 个月，血红蛋白 $< 100g/L$ 为贫血；

3 个月~不足 6 岁，血红蛋白 $< 110g/L$；

6~14 岁，血红蛋白 $< 120g/L$。

贫血程度分类：

轻度：血红蛋白 $90~110g/L$；

中度：$60~90g/L$；

重度：$30~60g/L$

极重度：$< 30g/L$。

623 如何预防婴幼儿缺铁性贫血？

提倡母乳喂养。

足月儿在第 4 个月后，低体重儿（包括早产儿和小样儿）在第 2 个月后应补充维生素 C 及含铁较多的菜汤（绿色蔬菜）及水果汁。

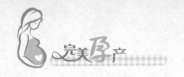

4 个月内小儿尽量不加半固体或固体食物，以免影响人乳中铁吸收。

5～6 个月以后可在粥内、米糊内加蛋黄、鱼泥、肝泥、肉末等含铁较多并易于消化吸收的食物，在两次哺乳之间喂养，每日 1～2 次。在此基础上，逐步增加绿色蔬菜泥、菜末、水果泥等。

4 个月后根据小儿具体状况，酌情选用铁强化食品。

养成小儿良好饮食习惯，合理搭配食物，尽量供给富有铁质的食品及动物性食物。每日摄入的铁包括在食物中所含的铁，每公斤体重以 1mg 为宜，每日总量不超过 15mg。

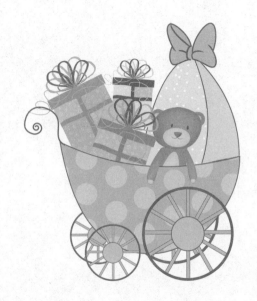

参考文献

1. 围产期保健. 黄俊主编. 北京大学医学出版社，2004 年 7 月出版。
2. 妇产科学. 乐杰主编. 人民卫生出版社，2008 年 1 月出版。
3. 儿科学. 沈晓明等主编. 人民卫生出版社，2008 年 1 月出版。
4. 国家级卫生部母婴培训机构《母乳喂养培训教材》。